Sarita Yadav

Detecção de anticorpos anti-aspergillus

Sarita Yadav

Detecção de anticorpos anti-aspergillus

em Doentes com Asma Brônquica

ScienciaScripts

ÍNDICE

Na Índia, as infecções fúngicas são conhecidas desde a civilização antiga e foram mencionadas em documentos arianos como o Atharva Veda. Anteriormente, acreditava-se que os fungos eram meros contaminantes, comensais ou agentes não patogénicos, mas hoje em dia são geralmente reconhecidos como organismos medicamente relevantes que causam doenças potencialmente fatais. Por conseguinte, a micologia médica está a ganhar cada vez mais importância no contexto atual.[1]

Aspergillus spp. são fungos omnipresentes, ocorrendo normalmente no solo, na água e na vegetação em decomposição. Os membros do género Aspergillus constituem um importante grupo de agentes patogénicos do sistema broncopulmonar. O espetro de doenças por eles causadas abrange o aspergiloma, a aspergilose pulmonar necrosante crónica, a aspergilose pulmonar invasiva, a aspergilose broncopulmonar alérgica (ABPA), a asma brônquica e a alveolite alérgica.[2]

A associação entre asma e aspergilose foi registada já em 1925.[3] A ABPA, a manifestação mais frequentemente reconhecida da aspergilose alérgica, é uma doença indolente com um curso prolongado, ocorre em todo o mundo e é agora vista como uma importante doença emergente na Índia.[4]

A ABPA é caracterizada por episódios repetidos de exacerbação da asma intercalados com períodos de remissão e que culminam em doenças pulmonares fibróticas se não forem tratados.[4]

A prevalência de ABPA varia entre 7-14% em asmáticos dependentes de corticosteróides.[5] Estima-se que a doença ocorra no Reino Unido em mais de 20% dos asmáticos admitidos num hospital por doença torácica crónica.[6]

Além disso, nos últimos 15 anos, tem havido uma maior sensibilização para a ocorrência de ABPA devido a uma maior consciencialização dos médicos e ao desenvolvimento e aperfeiçoamento de ensaios serológicos, como a IgE sérica total e o radioimunoensaio e os imunoensaios enzimáticos para a deteção de anticorpos isotípicos séricos contra Aspergillus fumigatus ou outras aspergilas incriminadas.[7]

Verificou-se que a prevalência de anticorpos de precipitina contra aspergilli varia entre 2,5-13,5% dos asmáticos brônquicos.[8] A deteção de anticorpos indica que existe uma produção de anticorpos induzida por uma infeção definitiva, excluindo assim a presença do fungo como mero contaminante.[9]

A ABPA é mais comum do que se suspeitava inicialmente e, devido ao seu potencial destrutivo, a sua presença ou ausência aparente deve ser definida em todos os doentes com asma crónica.[7] Com o emprego de uma técnica altamente sensível como o ELISA, os anticorpos contra aspergilos podem ser detectados num maior número de casos neste grupo específico de doentes.[8] Na Índia, a doença não é diagnosticada com a frequência que deveria, porque os exames microsserológicos não estão amplamente disponíveis e os exames radiológicos, como a broncografia e a tomografia computorizada (TC) do tórax, não são fáceis de efetuar. O diagnóstico precoce e a terapêutica adequada podem alterar o curso da doença e impedir o desenvolvimento de fibrose pulmonar em fase terminal.[4]

Por conseguinte, os asmáticos brônquicos devem ser submetidos a um diagnóstico serológico de ABPA utilizando uma técnica altamente sensível como o ELISA.[8]

Assim, o presente estudo foi efectuado para determinar a prevalência de aspergilos e de anticorpos contra Aspergillus spp. em asmáticos brônquicos, utilizando métodos culturais e técnicas serológicas como ELISA.

1. Isolamento e caraterização de espécies de Aspergillus da expetoração de doentes com asma brônquica.

2. Estudo dos anticorpos antiaspergillus no soro destes doentes.

3. Correlação entre a positividade da cultura e os anticorpos contra Aspergillus para o diagnóstico de aspergilose.

A aspergilose foi uma das primeiras doenças fúngicas do homem e dos animais a ser reconhecida. O nome Aspergilose foi cunhado por Michelli em 1729, que registou 9 espécies, a cada uma das quais deu um nome latino longo. Mais tarde, em 1809, Link delineou vários tipos distintos que tinha isolado de vegetação em decomposição. Entre estes estavam o Aspergillus flavus, o Aspergillus candidus e o Aspergillus glaucus.10 Stuyter, em 1847, foi o primeiro a descrever uma infeção humana causada por espécies de Aspergillus.11 Um dos primeiros casos identificáveis de aspergilose foi registado

por Virchow et al em 1856. O artigo clássico de Renon (1897), baseado em estudos anteriores, estimulou um grande interesse pela doença. Cinco em cada seis dos seus doentes tinham um historial de exposição profissional, quer como limpador de perucas, quer como alimentador de pombos.[12]

O fungo Aspergillus deriva o seu nome da sua semelhança com o pincel, chamado "aspergillum", utilizado para aspergir água benta.13 Os Aspergilli são omnipresentes e mais de 200 espécies foram descritas e isoladas de quase todas as fontes concebíveis. No entanto, há algumas espécies de Aspergillus que têm estado autenticamente envolvidas em doenças infecciosas humanas. Estas incluem Aspergillus fumigatus, Aspergillus flavus, Aspergillus niger, Aspergillus terreus, Aspergillus glaucus, Aspergillus nidulans, Aspergillus niveus, Aspergillus clavatus e Aspergillus restrictus.[10]

Aspergillus spp. existem apenas na forma micelial. São termotolerantes, capazes de crescer a uma temperatura de 15-53ºC, sendo a óptima 37-40 ºC.13 O género Aspergillus é caracterizado pela presença de hifas uniformes, hialinas e septadas, com 7-10µm de diâmetro e paredes paralelas, ramificando-se num ângulo de 45º. O conidióforo é um ramo perpendicular ereto que surge de uma célula pé. Os conidióforos podem ser rugosos ou lisos, hialinos ou pigmentados, dependendo da espécie, e terminam numa vesícula inchada. As vesículas contêm as células produtoras de conídios ou os esterigmas, que podem estar presentes em toda a superfície da vesícula ou apenas numa parte dela. Estes esterigmas podem ocorrer numa série simples (unisseriada) ou dupla (bisseriada). Os esterigmas podem ser hialinos ou pigmentados e cada esterigma primário pode conter um a vários esterigmas secundários. A partir das pontas dos esterigmas são produzidas cadeias de conídios redondos a ovais, com pigmentação variada. A forma da cabeça dos conídios pode variar de colunar a radiada, o que constitui a base da identificação das espécies do género. A cor dos conídios é o outro fator determinante para a identificação das espécies.[14]

Caraterísticas de A. fumigatus, A. flavus e A. niger[12]

Caraterística	A. fumigatus	A. flavus	A. niger
Conida	Verde e suave	Amarelo-castanho, variando de suave a grosseiro	Hialina a Castanho; rugoso
Conidióforos	Longo e suave	Comprimento variável e rugoso	Comprimento variável
Vesículas	Em forma de frasco	Globosa ou sub globosa.	Globoso
Esterigmatas	Uniseriado	Uniseriados ou biseriados	Biserato

O espetro das doenças respiratórias associadas ao Aspergillus varia desde a colonização saprófita do trato respiratório até à doença disseminada rapidamente invasiva.[15] Atualmente, reconhece-se que existem três categorias gerais de doenças broncopulmonares envolvendo aspergilos. São elas:

    (i)   Aspergilose alérgica

          a) Aspergilose broncopulmonar alérgica (ABPA)

          b) Asma mediada por IgE

          c) Pneumonite de hipersensibilidade

          d) Sinusite alérgica por Aspergillus (SAA)

    (ii)   Aspergilose colonizante, ou seja, aspergiloma

    (iii)   Aspergilose invasiva.

          Aspergilose disseminada invasiva

          Pneumonia necrotizante crónica[15]

Além disso, os aspergilos podem existir como sapróbios nos brônquios ou nas superfícies do corpo sem provocar qualquer patologia. No entanto, algumas das entidades clínicas desafiam uma classificação precisa e as caraterísticas patológicas no momento do diagnóstico podem não se enquadrar numa única categoria.[11]

Entre os vários membros do género, o A. fumigatus está associado a mais de 80% de todas as síndromes humanas causadas por aspergilos. A predominância do A. fumigatus em relação a outros aspergilos nas doenças humanas pode dever-se à sua adaptabilidade à temperatura do corpo humano, à sua resistência comparativa à morte por oxidação e ao tamanho reduzido dos esporos, capaz de atingir as pequenas vias respiratórias.[16] O A fumigatus é o agente etiológico habitual da aspergilose pulmonar da forma típica, grave, não invasiva e invasiva com eventual disseminação hematogénica para outros órgãos, enquanto as formas alérgicas de aspergilose parecem ser causadas quase exclusivamente por este organismo.[17] O A niger e o A fumigatus podem também colonizar um brônquio extático sem invasão do parênquima pulmonar, formando uma bola fúngica compacta. Tanto o aspergiloma como a aspergilose invasiva foram observados como sendo causados por A. flavus e A. niger. Enquanto o A. niger é um agente comum de otomicose, estirpes de A. flavus, A. niger, A. clavatus e A. terreus têm sido frequentemente implicadas em diferentes formas de aspergilose pulmonar.[12]

Aspergilose broncopulmonar alérgica

A ABPA é uma doença em que o fungo A fumigatus coloniza os tampões de expetoração nos brônquios dos asmáticos, com pouca ou nenhuma invasão dos tecidos pelo organismo.[18] A ABPA resulta da hipersensibilidade aos antigénios do Aspergillus em doentes com asma atópica de longa data. A ABPA apresenta-se normalmente como uma síndrome asmática aguda, facilmente reversível, que progride para um estado asmático mais intratável com infiltrados pulmonares transitórios. Posteriormente, surge uma fase crónica com uma mistura de doença pulmonar obstrutiva reversível e irreversível.[19]

A ABPA, a manifestação mais frequentemente reconhecida da aspergilose alérgica, ocorre em todo o mundo e é atualmente considerada uma doença emergente importante na Índia.[4]

Os critérios primários para ABPA descritos por Rosenberg et al:

(i)   História de asma brônquica

(ii)   Expetoração de muco

(iii)   Bronquiectasias centrais/proximais e/ou sombras fugazes no esquiograma torácico.

(iv)   Cultura positiva para Aspergillus na expetoração

(v)   Teste cutâneo positivo contra a aspergilina

(vi)   Eosinofilia periférica

(vii)   Anticorpos precipitantes contra Aspergillus no sangue[6]

Greenberger e Patterson modificaram os critérios de diagnóstico da ABPA. Dividiram os doentes com ABPA em 2 categorias:[20]

1) ABPA com bronquiectasias centrais (ADPA -CB):

   a) Asma

   b) Reatividade cutânea imediata ao A. fumigatus

   c) IgE sérica total elevada (>1000 ng/ml)

   d) História de infiltrados pulmonares

   e) Anticorpos precipitantes contra A. fumigatus

   f) Eosinofilia no sangue periférico

   g) Bronquiectasias centrais

2) ABPA sem bronquiectasias centrais mas seropositivo (ABPA-S):

   a) Asma

   b) Reatividade cutânea imediata ao A. fumigatus

   c) IgE sérica elevada (>1000 ng/ml)

   d) História de infiltrados pulmonares

   e) Eosinofilia no sangue periférico

   f) Anticorpos precipitantes contra A. fumigatus

   g) IgE e IgG séricas elevadas para A. fumigatus

A doença foi subdividida em 5 fases -[18]

Classificação e estadiamento da ABPA		
Classificação	Estágio	Descrição
Aguda	I	Os achados no momento do diagnóstico incluem geralmente infiltrados pulmonares, eosinofilia, asma em graus variáveis, com serologia positiva

Remissão	II	Após o tratamento com prednisona, a radiografia fica limpa (se existirem infiltrados), a eosinofilia e a IgE sérica total diminuem e a asma desaparece; a remissão pode persistir durante meses ou anos
Recorrente exacerbação	III	As manifestações da fase aguda reaparecem e a IgE sérica total aumenta: a reversão de todas as manifestações ocorre com a terapêutica com prednisona
Corticosteroide-dependente asma	IV	O doente necessita de corticosteróides para o controlo da asma: sistémico ou tópico, independentemente de o ABPA se encontrar no estádio I, II ou III
Fibrótico fase terminal	V	Doença pulmonar fibrótica grave, raramente observada na última década, uma vez que o diagnóstico e a terapêutica precoces podem ter evitado a progressão para o estádio V da doença
Outras classificações úteis		
ABPA serológico		Doente com serologia positiva e sem outras manifestações de ABPA; doente em risco de progressão de ABPA; é necessária observação
Bronquiectasia central		Presente ou ausente nos estádios I-IV; sempre presente no estádio V, demonstra danos estruturais nos brônquios.

O atraso no reconhecimento da ABPA parece ser uma consequência da sua natureza indolente, da semelhança de muitas das suas caraterísticas clínicas com as de outras doenças pulmonares mais comuns e da tendência dos seus infiltrados pulmonares para se resolverem espontaneamente. Os doentes têm geralmente níveis elevados de IgE total, com subidas e descidas correspondentes a exacerbações e remissões dos sintomas clínicos. A IgE específica anti-Aspergillus é facilmente demonstrável nos doentes com ABPA, juntamente com um aumento dos anticorpos IgG anti-Aspergillus precipitin, com quase 100% dos doentes a apresentarem testes serológicos positivos para estes anticorpos. As caraterísticas clínicas da ABPA parecem resultar de anticorpos reagínicos (lgE) e precipitantes (lgG).[21]

Pensa-se que a IgE específica causa asma, eosinofilia e reação cutânea imediata, ao passo que os anticorpos precipitantes são responsáveis pela infiltração pulmonar, danos na parede brônquica e reação cutânea tardia. A presença de granulomatose broncocêntrica como uma caraterística patológica da ABPA indica que deve existir um componente mediado por células na resposta imunológica destes doentes ao Aspergillus spp. A proliferação de linfócitos em resposta a antigénios do A. Fumigates foi demonstrada em alguns doentes com ABPA.[22]

Popoff, em 1887, e Hamman, em 1927, apresentaram os primeiros relatórios sobre doenças causadas por Aspergillus, que se caracterizavam por bronquite grave acompanhada de sintomas asmáticos e que possivelmente incluíam a ABPA.[11] Desde então, têm sido relatados casos de obstrução episódica das vias aéreas, sombras pulmonares migratórias com eosinofilia como "aspergilose alérgica" em todo o mundo, tendo sido obtida informação considerável sobre as caraterísticas clinicopatológicas.[6]

Foi referido que a ABPA, com apresentações clínicas variadas, ocorre em 20% dos doentes asmáticos internados em hospitais e em 5% de todos os casos de rinite, enquanto a incidência em doentes com fibrose quística pode variar entre 11% e 25%.[24-25] Foram relatados muito poucos casos de ABPA no grupo etário pediátrico, no entanto, o início da ABPA pode ser rastreado até à primeira infância ou mesmo à infância e a doença pode permanecer sem diagnóstico durante anos.[26,27] Assim, a incidência real da ABPA parece ser muito mais elevada do que o indicado pelo número de casos notificados e este facto está a ser reconhecido com uma frequência crescente.

A atenção sobre a ABPA foi focada pela primeira vez na Índia em 1972, quando foi comunicada uma série de oito casos bem documentados.[28] Seguiu-se um estudo exaustivo sobre a ABPA, com especial referência aos aspectos laboratoriais, em 1976.[29] Na Índia. A ABPA não é uma doença invulgar e a ocorrência desta entidade patológica está a ser cada vez mais reconhecida.[30]

Um estudo efectuado em doentes com asma brônquica em 1983, no Kasturba Medica College, Manipal, revelou uma incidência de 15% de ABPA.[31] Nos adultos, verificou-se que a incidência de ABPA variava entre 5,4% e 20%.[8,9,32,33] É necessário um elevado índice de suspeição clínica, com testes laboratoriais adequados, para identificar estes casos, tal como demonstrado por Behera et al em Chandigarh, que analisaram o perfil clínico de 35 casos de ABPA e descobriram que um terço dos casos tinha sido incorretamente diagnosticado como tuberculose pulmonar e foi tratado com terapêutica anti-tuberculosa durante períodos de tempo variáveis.[34]

Aspergiloma broncopulmonar

O termo "aspergiloma" foi cunhado por Deve em 1938 para descrever a lesão semelhante a um micetoma causada por Aspergillus spp.[11] O aspergiloma é uma massa grande, semelhante a uma bola, de micélios de Aspergillus, que se encontra no interior de uma cavidade ovoide. Estas massas podem estar livres dentro da cavidade, mas mais frequentemente estão ligadas à parede da cavidade. As lesões podem ser únicas ou múltiplas, tendo sido descrita calcificação no interior da bola de fungos. As lesões são mais frequentemente observadas nos segmentos apicais dos lobos superiores ou, menos frequentemente, nos segmentos superiores dos lobos inferiores. Na maioria dos casos, a infeção fúngica não é invasiva e não ocorre disseminação para fora dos limites da cavidade.[35,36]

Na Índia, o primeiro caso de aspergiloma pulmonar foi diagnosticado histologicamente num doente com aspergilose pulmonar em 1963.[36] Posteriormente, foram descritos mais quatro casos por Sandhu et al.[37] Desde então, têm surgido na literatura relatos esporádicos de casos da Índia.[38,39] A formação de aspergiloma num caso de ABPA dependente de corticosteróides foi descrita em 1998 por Sharma et al. em Deli.[40]

Aspergilose invasiva

O termo aspergilose invasiva (1A) é utilizado para indicar a invasão, demonstrada histopatologicamente, das hifas de Aspergillus nos tecidos e vasos sanguíneos. Pode ter uma evolução aguda, crónica ou rápida e fulminante com um desfecho fatal.

A patogénese da AI é complexa. O pulmão é o portal de entrada do fungo e a colonização do trato respiratório é seguida de proliferação endobrônquica e ulceração da árvore brônquica. O fungo pode disseminar-se para o parênquima pulmonar, resultando em broncopneumonia necrosante, pneumonia lobar ou enfarte hemorrágico. A disseminação hematogénica a partir de locais como o trato gastrointestinal ou cateteres intravenosos resulta em microabcessos miliares múltiplos em todos os órgãos.[11]

IMUNOLOGIA DA ASPERGILOSE

Imunidade humoral

As respostas humorais específicas diferem consideravelmente em doentes com diferentes formas clínicas de aspergilose. As amostras de soro de doentes com ABPA demonstram níveis elevados de anticorpos circulantes específicos do antigénio dos isótipos IgG e IgE. Também foram registados anticorpos de outras classes de imunoglobulinas, particularmente IgM e IgA. Assim, as respostas humorais na ABPA podem ser policlonais, resultantes da exposição a antigénios complexos *de Aspergillus*. Os antigénios proteicos do *A. fumigatus* reagem frequentemente com anticorpos IgG1 e IgG2 séricos em doentes com ABPA. Os doentes com aspergiloma têm níveis aumentados de IgG e IgM específicos, principalmente contra hidratos de carbono e glicoproteínas, mas apresentam apenas níveis baixos **de** IgE específica. Os doentes com asma positiva ao teste cutâneo de *Aspergillus* apresentam invariavelmente anticorpos IgE elevados in vitro. Estas diferenças nos anticorpos *específicos de A. fumigatus* nas amostras de soro de doentes com ABPA, aspergiloma e asma com teste cutâneo positivo sugerem as diferenças na resposta imunitária reguladora fundamental aos antigénios *de Aspergillus* nestas doenças. [21,41]

As respostas imunitárias dos doentes ao *Aspergillus* incluem uma reação cutânea imediata mediada principalmente pelo anticorpo IgE. A reação tardia (reação de Arthus) aos antigénios *de Aspergillus* resulta da ativação de mastócitos mediada por IgE **ou** da formação de complexos imunes com ativação do complemento e lise celular. Os complexos imunes de IgG específica e antigénios *de A. fumigatus* desencadeiam a produção de leucotrieno C4 a partir dos mastócitos, que por sua vez promovem a produção de muco, constrição brônquica, hiperemia e edema. No entanto, a ausência de vasculite ou de deposição de complemento e imunoglobulina nas paredes dos vasos sugere que a ABPA é uma doença mediada por um complexo não imune, apesar de as respostas dos anticorpos serem vigorosas. As amostras de biopsia pulmonar de doentes com ABPA mostram IgE específica para *Aspergillus* nos centros germinativos, enquanto os anticorpos IgG podem ser detectados no parênquima pulmonar. A citotoxicidade mediada por anticorpos e a reação alérgica retardada do tipo tuberculina em doentes, mediada por linfócitos T sensibilizados e mediadores derivados de linfócitos, também são relatadas na ABPA. A formação de granulomas no pulmão não é invulgar na ABPA.[2,17,41]

Imunidade mediada por células

Na ABPA, os esporos *de A. fumigatus* são inalados para as vias respiratórias brônquicas, onde ficam presos pelo muco luminal e germinam. As hifas dos esporos germinados de A. *fumigatus* libertam antigénios que são processados por células apresentadoras de antigénios, tais como macrófagos residenciais, células B, etc., e apresentados às células T.[17]

As caraterísticas mais significativas da doença são a expressão aumentada de IgE, o perfil de citocinas Th2 e a ativação da proliferação de eosinófilos. A proliferação in vitro de células mononucleares do sangue periférico (PBMC) específicas para o antigénio de *Aspergillus* e a produção in vitro ativa de IgE em culturas de PBMC foram referidas como caraterísticas significativas da ABPA. Do mesmo modo, as células B de doentes com ABPA e fibrose quística segregam espontaneamente IgE. Além disso, as células CD4+ Th2 em doentes com ABPA segregam citocinas, interleucina-4 (IL-4), IL-5; a primeira aumenta a síntese de IgE das células B, enquanto a segunda ativa a diferenciação e o recrutamento **de** eosinófilos. Os basófilos activados também segregam citocinas Th2 e estimulam uma maior ativação da via Th2, resultando num aumento da produção de IgE e de eosinófilos.[41-43]

Num modelo de ABPA em ratinhos, verificou-se um aumento significativo de eosinófilos, linfócitos T, células positivas para o antigénio 1 associado à função leucocitária (LFA-1) e uma regulação positiva da expressão da molécula de adesão intercelular I (ICAM-1) no tecido pulmonar.[44,45] As linhas de células T estimuladas com *Asp.f.* 1, um dos principais alergénios de A. *fumigatus,* sintetizaram IL-4 juntamente com uma quantidade não detetável **de** IL-2 e interferão. Estes resultados sugerem que as linhas de células T estimuladas por antigénios de doentes com ABPA são principalmente do tipo Th2, com base nos seus padrões de síntese de citocinas. Além disso, foi referido que os clones de células T específicas de *Asp. f.* 1 são células T CD4+ produtoras de IL-4 com fenótipos Th2.[43]

A maioria dos alergénios e antigénios de *A. fumigatus* são altamente glicosilados. Quatro antigénios (Ag3, Ag5, Ag7, Ag13) purificados por Longbottom foram considerados úteis para a deteção de anticorpos em doentes com ABPA e aspergiloma através de ELISA específico. Assim, as glicoproteínas são componentes significativos do *A. fumigatus*, apresentando ligação IgG e IgE no soro de doentes com aspergilose. A demonstração da presença de anticorpos IgG e IgE específicos para antigénios *de Aspergillus* é útil para o diagnóstico de doentes que sofrem de aspergilose.[46]

Quatro componentes principais da glicoproteína Ag 5 (30 kDa), Ag 7 (150-200 kDa), Ag 3 (24kDa) e Ag 13 (70kda) foram considerados úteis para os doentes com ABPA. No ELISA específico, uma glicoproteína de seiva celular com quatro cadeias polipeptídicas **de** MW 45 kDa mostrou reatividade com soros **de** doentes **com** ABPA. Os principais antigénios são com MW 70, 60, 45, 34, 28 e 18kDa na preparação de filtrado de cultura de três semanas (3 WCF) de *A. fumigatus*. Também se observou que as proteínas do filtrado de cultura de *A. fumigatus* com peso molecular de 30, 55, 45, 34, 18 e 12kDa são úteis no serodiagnóstico.[41,47]

A resposta ao *Asp* f 1 foi documentada por Arruda et al (1992) em 85% dos doentes com perturbações alérgicas induzidas por *A. fumigatus*. *O Asp* f 1 é a forma recombinante de um alergénio importante de 18 kDa, que é excretado na urina de doentes com aspergilose invasiva. O conjunto de antigénios *de A. fumigatus* identificados para diagnóstico depende de factores como as condições de cultura (o filtrado da cultura é um extrato intracelular micelial), a estirpe utilizada, o método de extração, etc. Os antigénios de hidratos de carbono são considerados úteis no imunodiagnóstico baseado em antigénios da aspergilose invasiva. Apesar da identificação de vários antigénios relevantes para o imunodiagnóstico, ainda não foram formulados antigénios de referência para o serodiagnóstico da aspergilose.[41,48,49]

A demonstração de anticorpos IgG e IgE específicos contra antigénios *de A. fumigatus* é útil para o diagnóstico de doentes que sofrem de aspergilose. Os métodos mais utilizados para a deteção de anticorpos precipitáveis incluem a imunodifusão dupla em gel de ágar (DD), a radioimunoelectroforese cruzada (RIE) e o ensaio de imunoabsorção enzimática (ELISA). No entanto, os resultados obtidos com estes métodos serológicos têm sido contraditórios devido à falta de antigénios de bolor normalizados. A variabilidade das preparações de antigénio deve-se à diferença nas condições de crescimento e de colheita, bem como às diferenças entre as estirpes de fungos utilizadas. Além disso, não é claro se o epítopo imunodominante está localizado no esporo ou no micélio.[48]

MÉTODOS DE DIAGNÓSTICO

Microscopia e cultura

Muitos estudos têm-se concentrado na ocorrência de fungos na amostra respiratória de doentes e também na população saudável. Todos os estudos mostraram um aumento da ocorrência de fungos na expetoração de doentes hospitalizados e de doentes com doenças broncopulmonares em comparação com a população saudável. Considera-se que este aumento do isolamento reflecte **uma** alteração no trato respiratório, que pode ser devida a antibióticos e esteróides.[8,9] Do mesmo modo, foi evidenciado um aumento da ocorrência de *aspergillus* no trato respiratório de asmáticos por Pepys et al[50] e Glimp e Bayer.[16]

Verificou-se que o esputo de doentes com ABPA continha tampões castanhos dourados em 5-100% dos casos, normalmente na altura dos infiltrados pulmonares, e o diagnóstico de aspergilose alérgica foi feito porque estavam normalmente presentes micélios septados abundantes com ramificações dicotómicas caraterísticas.[16] Também se observam eosinófilos, espirais de Cruschman e cristais de Charcotleyden na microscopia direta. Enquanto Rosenberg et al, em Chicago, EUA, conseguiram demonstrar este achado em apenas 5% dos casos.[6] McCarthy e Pepys relataram a presença de tampões de muco na expetoração de 54% dos seus doentes.[51] Sandhu et al, enquanto trabalhavam nos seus casos em Deli, encontraram expetoração de tampões de muco castanho-dourado em todos os seus casos, ou seja, 100% dos *casos.*[28] Mas o isolamento do agente etiológico numa cultura continua a ser essencial para confirmar o diagnóstico. Embora o fungo possa ser recuperado a partir de amostras de expetoração de 58-97% dos doentes com aspergilose alérgica, as culturas de doentes com outras formas de aspergilose são menos compensadoras.[29,51]

No contexto da ABPA, enquanto Rosenberg et al conseguiram isolar *A. fumigatus* na expetoração de 55% dos casos[6], Khan et al, em Deli, conseguiram demonstrar *A. fumigatus* em cultura em 82,6% dos casos.[29] Sandhu et al conseguiram isolar *A. fumigatus* da expetoração e da lavagem broncoalveolar de todos os seus doentes com ABPA, ou seja, 100% de isolamento.[28] Um estudo efectuado no centro da Índia isolou A. *fumigatus* em 9,09% dos casos de asma brônquica. Outro estudo no Sul da Índia isolou *Aspergillus spp.* em 6,06% dos casos em amostras de expetoração repetidamente.[8]

Uma vez que *Aspergillus spp.* se encontram continuamente no ar, o seu isolamento deve ser interpretado com precaução.[50] O isolamento a partir da expetoração é mais convincente se forem obtidas várias colónias numa placa ou se o mesmo fungo for isolado em mais do que uma ocasião.[6,32]

Hematologia

A contagem leucocitária total (CLT) pode estar aumentada. De acordo com McCarthy e Pepys, este facto é observado em 67% dos casos.[51] A contagem absoluta de eosinófilos (AEC) de mais de 500 células por milímetro cúbico é observada em 80-100% dos casos, conforme revelado por Shah et al [a AEC variou entre 110-3.720 células/µl].[52] A AEC elevada pode estar ausente em doentes com ABPA que estejam a receber corticosteróides. [29]

Testes
cutâneos

Depois de uma história alérgica completa, de um exame físico e do exame laboratorial necessário, o próximo passo importante é a realização de testes de antigénio num doente. A reatividade do teste cutâneo aos extractos antigénicos *de Aspergillus* foi documentada em asmáticos já **na** década de 1930 e é agora amplamente utilizada no rastreio de doentes com suspeita de ABPA. Foram descritos dois tipos de reacções na ABPA: a reação do tipo I (imediata), que consiste numa "pápula e erupção cutânea" nos 15 a 20 minutos seguintes ao teste cutâneo; e a reação do tipo III (Arthus), que se manifesta como uma lesão cutânea hemorrágica 4 **a** 10 horas após a inoculação do teste cutâneo. Os testes intracutâneos podem produzir ambos os tipos, a "reação dupla".[16] McCarthy e Pepys descreveram a reação dupla em quase todos os seus doentes com ABPA, embora números mais recentes tenham variado entre 28,5% e 33%. [6]

Sandhu et al, em 1972, registaram uma resposta de tipo I em todos os oito casos **de** ABPA estudados, com uma resposta retardada de tipo III em 5 casos de testes intradérmicos.[28] Rosenberg et al efectuaram um teste cutâneo por picada em 20 doentes asmáticos, seguido de um teste intradérmico em doentes com teste por picada negativo. Todos os seus doentes apresentaram uma resposta imediata do tipo I, mas apenas 33% dos doentes demonstraram também uma reação tardia.[6] Behera et al. só conseguiram demonstrar esta resposta em 9/35 casos de ABPA.[34] Shah et al mostraram hipersensibilidade imediata a um ou mais antigénios *de Aspergillus* em 28,5% dos doentes, enquanto a reação cutânea tardia foi observada em 64% dos doentes. Todos os indivíduos de controlo apresentaram reatividade negativa aos antigénios *de Aspergillus*. [52]

Embora sejam utilizados como rastreio útil de doentes suspeitos de ABPA, existem problemas quando se utilizam testes cutâneos *de Aspergillus*. Ainda não foi efectuada uma normalização completa dos extractos antigénicos utilizados nos testes e, embora estes possam ser adequados para efeitos de rastreio, a utilização de extractos de menor potência pode conduzir a reacções falsas negativas. [49]

Além disso, a falta de especificidade dos testes cutâneos está bem documentada. Henderson et al encontraram reatividade imediata positiva ao teste cutâneo em 36% dos asmáticos sem outras evidências de ABPA e em 7% dos doentes com outras doenças pulmonares crónicas.[3] Outros relataram uma incidência de 10-15% de positividade em doentes com asma extrínseca típica. Além disso, os doentes com aspergiloma podem apresentar um teste cutâneo positivo. [34]

Testes de função pulmonar (PFT)

Os testes de função pulmonar na ABPA são relativamente insensíveis e não ajudam a definir a extensão da doença ou a excluí-la. Os doentes em remissão podem ter volumes pulmonares e taxas de fluxo normais se a asma estiver bem controlada, mesmo na presença de bronquiectasias. Durante um episódio agudo, os testes de função pulmonar podem mostrar um padrão restritivo com redução da capacidade pulmonar total, da capacidade vital e do volume expiratório forçado no primeiro segundo (VEF) e uma capacidade de difusão do monóxido de carbono diminuída. Durante uma exacerbação, pode ocorrer obstrução isolada em alguns doentes. Estes parâmetros podem regressar à linha de base após a terapêutica com prednisolona. São observados vários graus de obstrução em doentes na fase dependente de corticosteróides. Os doentes com lesões pulmonares fibróticas apresentam normalmente um padrão misto irreversível caracterizado por obstrução ao fluxo aéreo, volumes pulmonares reduzidos e baixa capacidade de difusão.[53]

Alterações radiológicas[54,55,56]

Na ABPA, observa-se um vasto espetro de aspectos radiográficos simples do tórax. As alterações podem ser transitórias ou permanentes.

**Alterações
transitórias**

- Infiltrados peri-hilares que simulam adenopatia

- Níveis de fluido de ar dos brônquios centrais dilatados cheios de fluido e detritos

- Consolidação maciça - unilateral ou bilateral

- Infiltrados radiológicos

-sombras de "pasta de dentes" devido a impacções mucóides nos brônquios danificados

   -sombras de "dedo enluvado" de brônquios ocluídos distalmente e cheios de secreções.

-sombras em "linha de elétrico" que representam edema das paredes brônquicas colapso - lobar ou segmentar.

Alterações
permanentes

- Bronquiectasia central com brônquios periféricos normais.

- Sombras de linhas paralelas que representam o alargamento dos brônquios.

- Sombras em anel com 1-2 cm de diâmetro que representam brônquios dilatados.

- Fibrose pulmonar.

- Alterações tardias - cavitação, contração dos lobos superiores e enfisema localizado.

Serodiagnóstico da aspergilose pulmonar

Os testes serológicos são importantes no diagnóstico de infecções fúngicas alérgicas e sistémicas, mas requerem uma interpretação cuidadosa. Estes testes baseiam-se na deteção da resposta imunológica humoral a antigénios fúngicos ou na deteção de produtos do próprio fungo. A sua utilidade depende da qualidade dos reagentes e dos métodos utilizados. No caso da aspergilose pulmonar, os testes serológicos são particularmente úteis, uma vez que ajudam não só a reconhecer as várias formas clínicas da doença, mas também têm um valor prognóstico considerável. Os anticorpos contra espécies de *Aspergillus* foram medidos por uma variedade de métodos fundamentalmente diferentes. [57]

A imunodifusão (ID) tem sido o teste serológico mais amplamente utilizado para demonstrar anticorpos precipitantes *contra Aspergillus*. Inclui o teste de dupla difusão de Ouchterlony (DD) e a imunoeletroforese em contracorrente (CIE). A ABPA é conhecida pelos seus baixos níveis de precipitinas que podem não ser prontamente detectados em cerca de 30% dos doentes. A concentração de amostras de soro e a utilização de uma bateria de antigénios tem sido recomendada para a demonstração de precipitinas nestes casos.

Shah et al. demonstraram a presença de precipitinas séricas em 7,6% dos casos **de** ABPA utilizando este método.[52] Num outro estudo realizado em Manipal, foram detectadas precipitinas contra *Aspergillus spp.* em 7,88% dos casos de asma brônquica.[8] Khurkade et al. detectaram precipitinas em 29 casos (23,58%). [9]

O método CIE foi considerado mais comparável ao DD, com uma exceção - os resultados são obtidos em horas e não em dias. Se apenas um método for preferido, o método CIE dá resultados mais rápidos e menos reacções falsas positivas do que os outros métodos, mas pode dar resultados falsos negativos. [58]

As precipitinas séricas de *Aspergillus* não só estão frequentemente presentes em muitos indivíduos com outras doenças pulmonares, mas também em doentes com infecções crónicas **ou** doenças neoplásicas. *O Aspergillus spp.* é ubíquo e a quantidade destes antigénios transportados pelo ar depende da temperatura, da humidade e da vegetação. O desenvolvimento de precipitinas no soro dos indivíduos depende da quantidade de exposição ao antigénio e da capacidade do hospedeiro para produzir anticorpos.[59] A mera presença de precipitinas para qualquer poeira orgânica (Pepys, 1969)[51] ou fungos significa apenas que o indivíduo foi suficientemente exposto e pode produzir tais anticorpos (IgG), mas não implica necessariamente que o *Aspergillus* seja o fator etiológico da doença.

Muitos dos métodos serológicos atualmente utilizados na investigação e na prática clínica para a deteção de anticorpos, por exemplo, a precipitação em gel, a aglutinação de partículas, a lise e a fixação do complemento, dependem de fenómenos secundários para visualizar a reação antigénio/anticorpo. No entanto, este passo secundário não é um requisito necessário e podem ocorrer discrepâncias entre testes que utilizam métodos diferentes, especialmente quando se utilizam antigénios altamente complexos.[57]

A falta de métodos quantitativos para avaliar as alterações nos anticorpos IgG e a importância crescente dos anticorpos IgE nos fluidos biológicos, presentes em concentrações abaixo do nível de sensibilidade da grande maioria das técnicas em uso, estimulou o desenvolvimento de técnicas quantitativas e semiquantitativas mais sensíveis.[60] Provavelmente, as mais conhecidas são as baseadas em radioimunoensaio (RIA), que são sensíveis ao intervalo de 10-1-10-17 moles.[61] No entanto, o manuseamento de isótopos radioactivos não é isento de riscos, os custos operacionais são elevados e o prazo de validade é muito curto.[62] Por conseguinte, em grande parte devido a estas limitações, surgiram várias alternativas, utilizando bacteriófagos, grupos fluorescentes e, mais recentemente, enzimas como marcadores.[63]

ELISA

O ensaio de imunoabsorção enzimática (ELISA) tem uma sensibilidade comparável à do RIA, mas com vantagens práticas, como a ausência de riscos reconhecidos, um prazo de validade muito longo e um custo operacional muito baixo.[64] A elevada sensibilidade e fiabilidade para a deteção de anticorpos contra o fungo *Aspergillus* tornaram o teste ELISA um importante marcador sensível e quantitativo, amplamente utilizado para o serodiagnóstico de várias formas de aspergilose.[65,66] São frequentemente encontradas concentrações séricas elevadas de IgE em doentes com ABPA, assim como precipitinas séricas contra *A. fumigatus.*[64] A medição dos anticorpos IgE e IgG contra *A. fumigatus* por ELISA foi utilizada para diferenciar os doentes com asma dos doentes com ABPA. Em Londres, Reino Unido, Sepulveda et al, em 1979, desenvolveram um ELISA indireto para detetar anticorpos IgG em doentes com ABPA. Dos 35 doentes com esta doença, 83% tinham níveis detectáveis de anticorpos IgG contra *A. fumigatus.*[57] Greenberger & Patterson, em 1982, utilizaram ELISA para comparar os níveis de anticorpos IgE contra *A. fumigatus* em soros de 15 doentes com ABPA com IgE elevada e 6 doentes asmáticos com respostas dérmicas tipo 1 positivas, mas sem qualquer outro sinal clínico de ABPA. Os níveis de IgG e IgE específicos foram significativamente mais elevados nos doentes com ABPA do que nos outros indivíduos estudados. [62]

Métodos baseados em genes para a deteção de *Aspergillus* spp.

A capacidade de distinguir isolados de *A. fumigatus* seria útil para investigar a fonte de infeção, o parentesco de isolados recuperados de diferentes doentes e as identidades de múltiplos isolados do mesmo doente. Em cada situação patológica, são necessários estudos epidemiológicos pormenorizados a fim de avaliar se determinadas estirpes numa localização geográfica predominam num determinado tipo de infeção. Um requisito para tais estudos é o desenvolvimento de sondas de ADN ou de outros mecanismos baseados no ADN para uma abordagem de diagnóstico eficiente, mais fiável e rápida. [67]

Os métodos baseados em genes são considerados específicos e altamente sensíveis. Os iniciadores oligonucleotídicos são utilizados para amplificar um fragmento de 401 pb que abrange a região do espaçador intergénico 26S do complexo rDNA de *A. fumigatus* por PCR. Os iniciadores só amplificaram ADN de *A. fumigatus* e não de outras espécies de *Aspergillus*, de outros fungos, de bactérias, de vírus ou de ADN humano testado. Registou-se uma correlação de 93% entre os resultados da cultura e os resultados da PCR. As abordagens de diagnóstico baseadas na PCR parecem ser o método adequado para o diagnóstico de doentes imunocomprometidos com uma resposta imunitária humoral fraca ou negligenciável. [67,68]

Vários fragmentos de ADN diferentes que contêm sequências repetitivas não ribossómicas isoladas do genoma de *A. fumigatus* foram testados como potenciais sondas de impressão digital de ADN por Girardin et al. em Iowa, EUA. Oito destes clones geram 19 ou mais bandas quando hibridizados com ADN digerido por Eco RI de uma estirpe de referência em Southern blots, e dividem-se em quatro famílias. Foram testados clones individuais de duas famílias e verificou-se que geram padrões complexos de hibridação Southern blot que são estáveis numa única estirpe ao longo de muitas gerações, que variam entre estirpes não relacionadas e que são passíveis de análises assistidas por computador envolvendo um grande número de estirpes em estudos epidemiológicos. Os clones de três das famílias agruparam uma maioria de estirpes de teste de forma semelhante em dendrogramas individuais com base em coeficientes semelhantes, calculados a partir de posições de bandas em padrões de hibridação Southern blot. Estes clones preenchem, portanto, os principais requisitos para sondas de DNA fingerprinting eficazes. [69,70]

Tratament

o

A base da terapia para a ABPA são os corticosteróides orais para suprimir a resposta imunológica aos antigénios *de Aspergillus* e a reação inflamatória secundária. O tratamento com corticosteróides leva ao alívio do broncoespasmo. Uma vez que existem efeitos secundários associados à terapêutica com corticosteróides a longo prazo, incluindo um risco acrescido de aspergilose invasiva, desenvolveu-se o interesse por outras modalidades de tratamento da ABPA. [2]

Foi realizado um estudo prospetivo aleatório para avaliar o papel de um agente antifúngico, o itraconazol, no tratamento da ABPA. O estudo mostrou que 46% dos doentes tratados com itraconazol, 200 mg bid durante 16 semanas, tiveram uma resposta significativa, que foi definida como uma redução de 50% na dose de corticosteróides, uma diminuição de pelo menos 25% na concentração sérica de IgE, e uma melhoria de 25% na tolerância ao exercício ou nos resultados dos testes de função pulmonar, ou a resolução ou ausência de infiltrados pulmonares. Não se registou qualquer toxicidade significativa relacionada com esta terapêutica.[71] O estudo concluiu que os doentes com ABPA beneficiam geralmente da terapêutica concomitante com itraconazol e sugeriu que uma dose mais baixa de itraconazol (200 mg por dia) era igualmente benéfica e pode ser útil como terapêutica de manutenção para manter a remissão.

Por conseguinte, a terapia antifúngica com itraconazol parece, pelo menos a curto prazo, modificar a ativação imunitária observada na ABPA e melhorar os sintomas. [2]

O estudo foi realizado no Departamento de Microbiologia em associação com o Departamento de Medicina Pt. B.D Sharma, PGIMS Rohtak.

Foram incluídos duzentos doentes, independentemente do grupo etário e do sexo, que sofriam de asma brônquica. Foram incluídos como controlos 50 voluntários normais sem quaisquer caraterísticas de asma brônquica ou outras queixas pulmonares.

Critérios de inclusão[72]

1. Vinte por cento de variação diurna $\geq$ 3 dias numa semana durante duas semanas nas taxas de pico de fluxo expiratório (PEFR).

2. Aumento do volume expiratório forçado (FEV$_1$) em $\geq$15% (e 200 ml) após agonista β_2 de ação curta.

3. Aumento de quinze por cento ou mais no FEV$_1$ após a experimentação de comprimidos de esteróides.

3. Quinze por cento ou mais de diminuição no FEV$_1$ após seis minutos de exercício.

Critérios de exclusão

1. Doença pulmonar obstrutiva crónica (DPOC)

2. Bronquiectasias, com exceção da aspergilose broncopulmonar alérgica (ABPA).

Foi feita uma história pormenorizada do doente e as informações relevantes foram registadas de acordo com um formulário estruturado.

RECOLHA DE AMOSTRAS[14]

1. Esputo - Os doentes foram cuidadosamente instruídos para a recolha adequada de esputo, em vez de saliva. Foi-lhes pedido que escovassem os dentes e gargarejassem com água imediatamente antes de obterem a amostra. Foram recolhidas três amostras de expetoração matinal em três dias consecutivos de cada doente.

2. Soro Em condições assépticas, foram colhidos 5-10 ml de sangue venoso de cada doente num frasco simples estéril. O soro foi separado e armazenado a -20 °C até à realização de outros testes.

EXAME DIRECTO

Exame macroscópico - As amostras de expetoração foram submetidas a um exame macroscópico completo que incluiu

- Cor

- Consistência

- Tampões de muco

- Riscas de sangue

PROCESSAMENTO DE AMOSTRAS[73] :-

As amostras de expetoração foram homogeneizadas cuidadosamente com esferas de vidro esterilizadas e centrifugadas, sendo os sedimentos depois processados para microscopia.

Preparação de KOH

Uma amostra de cada espécime foi montada em KOH a 10%. Cobriu-se com uma lamela e manteve-se durante 10-15 minutos e examinou-se a presença de hifas hialinas, dicotómicas, septadas, com 3-5 µm de largura, sob alta potência.

Cultura:

Meios de comunicação social- Estes incluíram-

a) Ágar Sabouraud dextrose (SDA)

b) Ágar Sabouraud dextrose com cloranfenicol e gentamicina.

c) Ágar sangue

d) Ágar MacConkey

Preparação dos meios de comunicação[73] :-.

a) Ágar Sabouraud dextrose

Foi utilizado o SDA modificado de Emmon, que consiste em

    Neopeptona =10gm

    Dextrose =20gm

    Ágar =20 gm

Água destilada = 1000 ml

Todos os ingredientes foram dissolvidos por ebulição e distribuídos em tubos e foram autoclavados a 121° C durante 15 minutos e o pH final foi ajustado para 6,8-7,0.

b) SDA com antibióticos:-

Para evitar contaminantes bacterianos e fúngicos, foram adicionados antibióticos para tornar o meio seletivo:-

Cloranfenicol =50mg/lt

Gentamicina =20mg/lt

Os antibióticos foram dissolvidos em 10 ml de álcool a 95% e adicionados ao meio em ebulição. O meio foi retirado do aquecimento e bem misturado. Em seguida, o meio foi distribuído em tubos e autoclavado a 121° C durante 15 minutos.

c) Ágar sangue[74]

O meio foi preparado adicionando sangue de carneiro esterilizado a ágar nutriente esterilizado que tinha sido derretido e arrefecido a 50° C.

d) Ágar MacConkey[74]

Ingredientes-

Peptona   =20gm

Taurocolato de sódio   =5gm

Ágar   = 20 gm

Água = 1 litro

Solução de vermelho neutro (2% em etanol a 50%) =3,5ml

Lactose (solução aquosa a 10%)   =100ml

A peptona e os sais biliares (taurocholato de sódio) foram dissolvidos em água por aquecimento. Em seguida, o ágar foi adicionado e dissolvido e o pH foi ajustado para 7,5. Em seguida, adicionou-se a lactose e o vermelho neutro. O meio foi autoclavado a 121° C durante 15 minutos.

As amostras de expetoração homogeneizadas foram semeadas em duplicado em placas de

1) SDA

2) SDA com antibióticos

Um conjunto foi incubado a 25° C e o outro a 37° C e examinado todos os dias para detetar o crescimento de fungos até três semanas antes de ser rejeitado como negativo.

As amostras foram também inoculadas em ágar sangue de ovelha e ágar MacConkey e as placas foram incubadas a 37 °C durante 24 horas para o crescimento bacteriano.

IDENTIFICAÇÃO DE ISOLADOS

Isolados de fungos:-

O crescimento fúngico em ágar Sabouraud dextrose foi identificado por[75] :-

- o Morfologia colonial

- o A.fumigatus - crescimento granular a cotonoso com pigmentação azul-esverdeada, verde-acinzentada ou verde-castanha

- o A.flavus - crescimento granular a lanoso com pigmentação amarela, verde-amarela ou castanha-amarelada.

- o A. niger - crescimento lanoso, inicialmente branco a amarelo, passando depois a castanho-escuro a preto, dando um efeito caraterístico de salpicado.

- o Montagem em azul de algodão com lactofenol

Caraterística	A. fumigatus	A. flavus	A. niger
Conida	Verde e suave	Amarelo-castanho, variando de suave a grosseiro	Hialina a Castanho; rugoso
Conidióforos	Longo e suave	Comprimento variável e rugoso Comprimento variável	Comprimento variável
Vesículas	Em forma de frasco	Globosa ou subglobosa,	Globoso
Sterigmata	Uniseriado	Uniseriados ou biseriados	Biserato

Os isolados bacterianos foram identificados por

o   Caraterísticas das colónias em ágar-sangue e ágar MacConkey

o   Morfologia da coloração de Gram

o   Reacções bioquímicas

SEROLOGIA

PREPARAÇÃO DE ANTIGÉNIO DE FILTRADO DE CULTURA PARA ELISA[44]

Caldo de asparagina meio-glicose

Ingredientes:-

1. L-asparagina 7,00gm

2. Cloreto de amónio 7,00gm

3. Di-hidrogenofosfato de potássio 1,31 gm

4. Citrato de sódio 0,90gm

5. Sulfato de magnésio 1.50gm

6. Citrato férrico 0,30gm

7. Dextrose 10.00gm

8. Glicerol 25.00ml

9. Água destilada 1000ml

Nota: 1) A L-asparagina foi dissolvida em 200 ml de água quente

2) O citrato férrico foi fervido até se dissolver em água (50 ml)

Os ingredientes foram dissolvidos em água destilada e autoclavados a 121°C durante 15 minutos.

❖   Inocularam-se 150 ml de meio de glucose e asparagina com uma cultura pura de A. fumigatus num frasco cónico de 500 ml. O fungo foi deixado a crescer a 37° C como cultura estacionária durante 3 semanas.

❖   Foi adicionado formaldeído a cinco por cento ao meio, seguido de incubação durante a noite a 4°C.

❖   O filtrado da cultura do frasco foi separado dos micélios por filtração Buchner.

❖   As proteínas do filtrado da cultura da terceira semana foram precipitadas por adição de sulfato de amónio $(NH_4)_2 SO_4$ a 100% de saturação.

❖ O precipitado foi recolhido por centrifugação e dissolvido em 10-20 ml de água bidestilada em cada copo de centrifugação e dialisado contra água dialisada a 4°C.

❖ A amostra de proteínas foi liofilizada e armazenada a 70 °C para utilização posterior.

❖ A quantificação das proteínas foi efectuada pelo método de Bradford.[76]

❖ O antigénio preparado foi adquirido no Institute of Genomics and Integrative Biology (IGIB), Nova Deli.

ELISA PARA DETECÇÃO DE ANTICORPOS ESPECÍFICOS ANTI-ASPERGILLUS FUMIGATUS IgG ANTIBODIES[44,49]

Princípio: Este teste é um imunoensaio enzimático baseado em ELISA indireto. As proteínas do filtrado da cultura são revestidas em poços de microtítulo e incubadas. A placa é então lavada. Os locais inespecíficos são bloqueados pela adição de reagente de bloqueio e incubados. As placas são lavadas. As amostras e os controlos são adicionados aos poços de microtítulo e incubados. Os anticorpos contra o A fumigatus, se presentes na amostra, ligar-se-ão aos antigénios específicos adsorvidos na superfície das paredes. A placa é então lavada para remover o material. Adicionar a cada poço anticorpos anti-humanos IgG conjugados com proteína A peroxidase (PAP). Este conjugado liga-se ao complexo antigénio-anticorpo presente. As placas são novamente lavadas.

Finalmente, adiciona-se aos alvéolos uma solução de substrato contendo cromogénio e peróxido de hidrogénio e incuba-se. Desenvolver-se-á uma cor amarela proporcional à quantidade de anticorpos anti-A. fumigatus presentes na amostra. A reação da cor é interrompida com uma solução de paragem. A reação do substrato enzimático é lida por um leitor ELISA para absorvância a um comprimento de onda de 492 nm. Se a amostra não contiver anticorpos anti. A. fumigatus, então o conjugado enzimático não se ligará e a solução nos poços não desenvolverá cor.

Reagentes:-

1) Solução tampão de revestimento

2) Concentrado de tampão de lavagem

3) Reagente de bloqueio

4) Solução tampão de citrato

5) Solução conjugada

6) Substrato

7) Solução de paragem

8) Controlo positivo

9) Controlo negativo

Materiais necessários:-

1) Placa de microtítulo

2) Micropipetas e pontas de pipetas descartáveis

3) Sistema de lavagem automático, semi-automático ou manual para microplacas

4) Incubadora (37±1 °C)

5) Deitar fora os frascos

6) Leitor ELISA, equipado com filtro de 492 nm

7) Água destilada

8) Seladoras de placas

PREPARAÇÃO DE REAGENTES:

Tampão de revestimento = 0,05M

A) Carbonato de sódio (NaCo3 =0,265gm

B) Bicarbonato de sódio (NaHCO$_3$) = 0,210 g

Misturaram-se 17 ml de A + 8 ml de B e o volume foi aumentado para 50 ml, tendo o pH sido ajustado para 9,6

Tampão de lavagem Solução salina tamponada com fosfato (PBS)

A) Hidrogenofosfato dissódico (Na HPO$_{24}$) = 58,5 g

e) Di-hidrogenofosfato de sódio (NaH$_2$ PO$_4$) = 17,9 gm

C) Cloreto de sódio (Nacl)   = 44,0 gm

Os ingredientes foram então misturados e o volume foi aumentado para 500 ml. Esta solução tinha uma concentração de 10x. Esta solução tinha uma concentração de 10x. Antes de a utilizar, a solução foi preparada 1x, misturando 1 ml de solução 10x com 9 ml de água.

A solução de bloqueio foi preparada adicionando 30 mg de leite em pó desnatado numa mistura de PUS Le 3% de leite em pó.

Solução conjugada: Peroxidase lgG anti-humana (Proteína A peroxidase)

Tampão citrato: A) Ácido cítrico = 1,920 gm

$\qquad$ B) Na HPO_{24} =1,820 gm

A solução de substrato foi preparada misturando 3mi de solução A, 1ml de solução B, 4ml de água, 8 mg de O-fenileno diamina (OPD) e 8ul de peróxido de hidrogénio (H O_{22}).

A solução de paragem utilizada foi 4N HCI/H,$_2$ SO$_4$

PROCEDIMENTO

- ❖ O ensaio foi efectuado em placas de microtítulo de poliestireno de fundo plano com 96 poços. Cada teste foi efectuado em duplicado. Cada poço foi revestido com 100u de antigénio de filtrado de cultura (10ug/ml) que foi diluído em tampão de revestimento, as placas foram cobertas com uma película adesiva e depois incubadas a 37° C durante 2-3 horas/ durante a noite a 4°C.

- ❖ A película adesiva foi removida e o conteúdo de cada poço foi drenado para o frasco de descarte. De seguida, procedeu-se à lavagem com PBST (200 μl/poço) duas vezes. A placa foi seca virando-a de cabeça para baixo sobre papel absorvente. Foram adicionados 25 microlitros de Tween 20 a ml de PBS para formar PBS.

- ❖ Os locais não específicos foram então bloqueados adicionando 100μl de solução de bloqueio a cada poço e as placas foram novamente cobertas com película adesiva e incubadas durante 45 minutos a 1 hora a 37° C numa incubadora. A película adesiva foi então removida e o conteúdo deitado fora no frasco de recolha de resíduos.

- ❖ Seguiram-se duas lavagens com PBST (200μlwell). As placas foram secas com um papel absorvente.

- ❖ Os soros do doente e os soros de controlo positivo e negativo foram diluídos em PBSS (1.100). Tomaram-se três microtitulações de soro e diluíram-se em 300 ml de PBS, distribuindo-se depois 100 μl de soro diluído em cada poço. A placa foi coberta com uma película adesiva e incubada a 37 C durante 2 horas ou durante a noite a 4°C.

- ❖ Após a incubação, a película adesiva foi retirada, o conteúdo foi drenado e lavado com PBST (200 μl por poço) duas vezes e a placa foi seca como nas etapas anteriores.

- ❖ Em seguida, a solução de conjugado foi diluída em PBS até à diluição de trabalho [1:1000] e foram distribuídos 100ul em cada poço. As placas cobertas foram incubadas a 37°C durante 2 horas.

- ❖ Após duas horas, a tampa adesiva foi removida e o conteúdo drenado para o frasco de descarte.

- ❖ Efectuaram-se novamente duas lavagens com PBST (200μ/poço). Seguiu-se uma lavagem apenas com PBS porque o próprio Tween 20 dá cor com OPD e, por isso, podem ocorrer reacções falsas positivas.

- ❖ Distribuir 100ul de solução de substrato por poço.

- ❖ A placa foi colocada durante 10-15 minutos no escuro, à temperatura ambiente, até se desenvolver uma cor amarela alaranjada.

- ❖ O desenvolvimento da cor foi interrompido pela adição de 50 μl de solução de paragem em cada poço.

- ❖ A densidade ótica foi medida a 492 nm no espaço de 30 minutos, utilizando um leitor de placas ELISA.

CÁLCULO DOS RESULTADOS:

1) Cálculo da densidade ótica média do controlo negativo (x).

2) Cálculo da densidade ótica média do controlo positivo.

3) Cálculo do valor de corte.

   Valor Cul off= 3x

4) Condições de validade do teste:

Todos os valores do controlo negativo devem situar-se entre 0,05-1,0 unidades de densidade ótica.

INTERPRETAÇÃO DOS RESULTADOS:

- As amostras com uma densidade ótica inferior ao valor de corte foram consideradas negativas.

- As amostras com uma densidade ótica superior ou igual ao valor de corte foram consideradas positivas.

A análise estatística foi efectuada utilizando testes padrão. Os dados foram representados como média e desvio padrão (D.P.). O teste t de Student (teste t não pareado) e os testes foram aplicados. quando dois ou mais conjuntos de variáveis foram comparados, e se o valor de p foi <0,05, foi considerado significativo

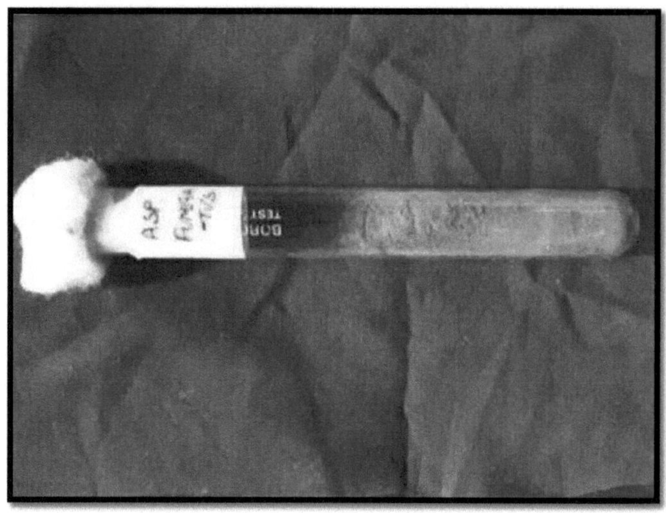

Fig.1 SDA SLANT MOSTRADO COLONIAS GRANULARES A ALGODÃO, DE COR VERDE DE A. FUMIGATUS

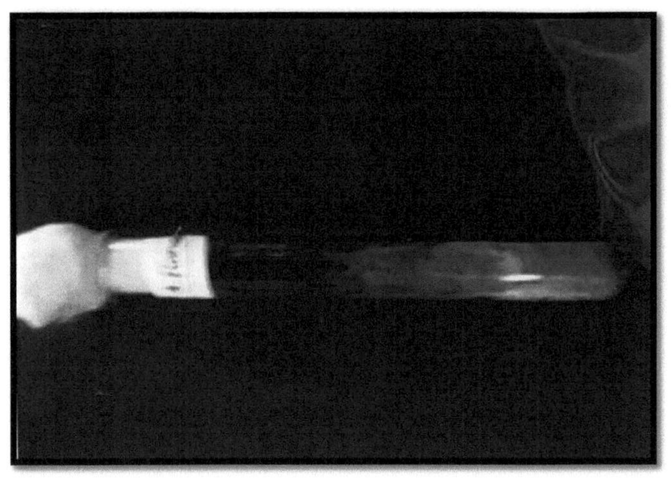

Fig.2 SDA SLANT DEPONDO COLÓNIAS GRANULARES A LAMINOSAS, DE COR AMARELA DE A. FUMIGATUS

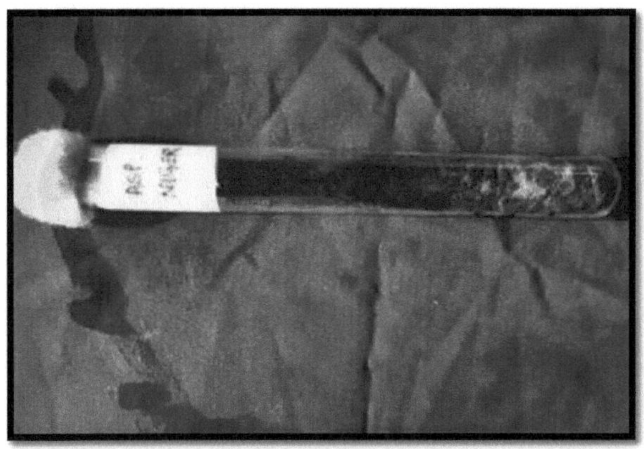

Fig.3 SDA SLANT MOSTRADO AGREGADO DENSO DE CONÍDEOS PRETOS JET BLACK DE A. NIGER

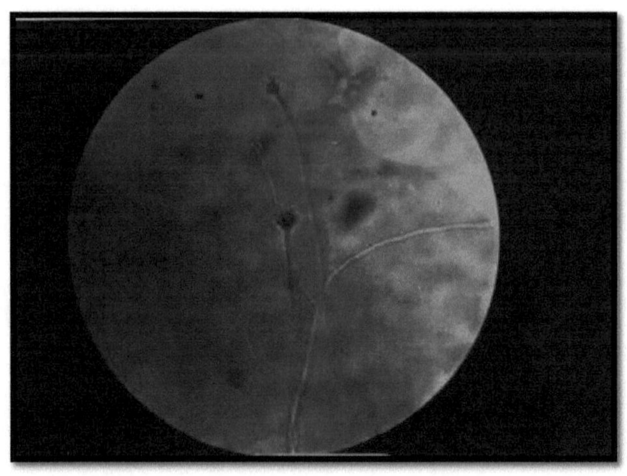

Fig.4 FOTOMICROGRAFIA DE A. FUMIGAUS ILUSTRAR O VESÍCULO COBERTO NA PARTE SUPERIOR COM ESTERIGMATA UNISERIADA DA QUAL SÃO PRODUZIDAS CADEIAS DE CONÍDIA [LCB ×400]

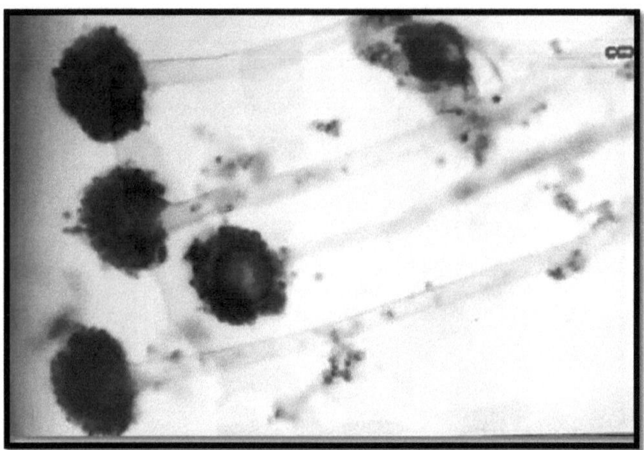

Fig.5 FOTOMICROGRAFIA DE A. FLAVUS MOSTRADO VESÍCULO COM ESTERIGMATA BISERIADA QUE SURGE DE TODA A SUPERFÍCIE E CONÍDIO ESFÉRICO FORMANDO CADEIAS LONGAS [LCB ×400]

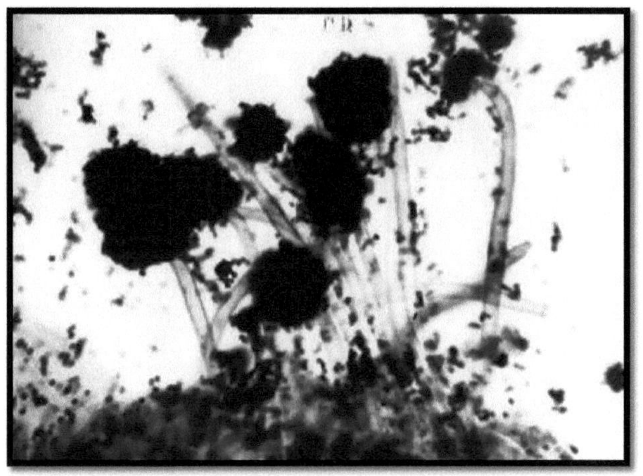

Fig.6 FOTOMICROGRAFIA DE A. NIGER MOSTRA UMA VESÍCULA COM STERIGMATA BISERIADA QUE COBRE TODA A SUPERFÍCIE COM UMA CONIDIAÇÃO PRETA PROFUSA [LCB ×400]

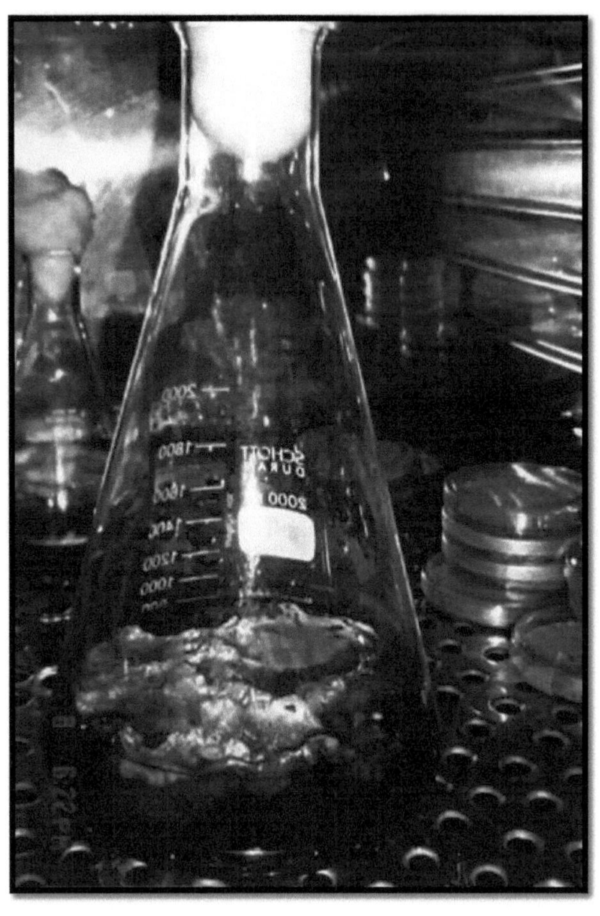

Fig.7 CULTURA ESTACIONÁRIA DE A. FUMIGATUS UTILIZADA PARA PREPARAÇÃO DE ANTIGÉNIO PARA ELISA

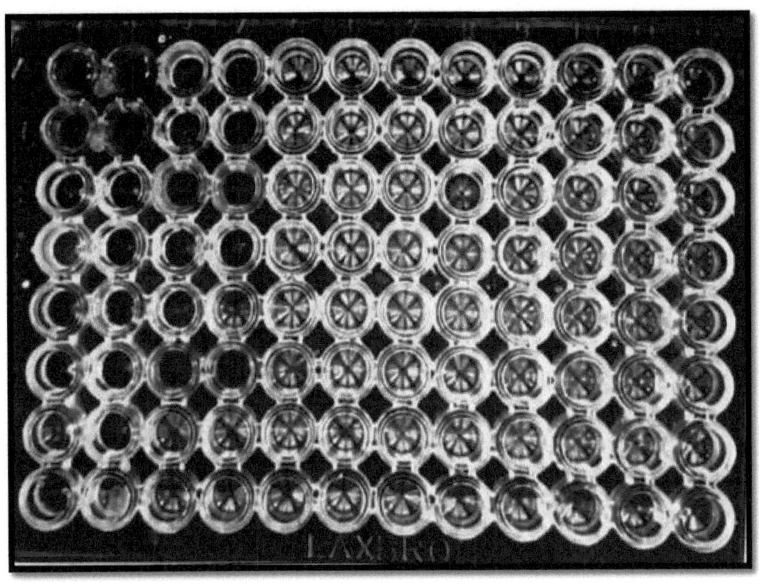

Fig.8 Placa MICROTITRE PARA ELISA PARA DETECÇÃO DO ANTICORPO A. FUMIGATUS

O presente estudo foi efectuado em doentes com asma brônquica que frequentavam o departamento de ambulatório da clínica de asma ou que tinham sido admitidos nas enfermarias médicas e no Departamento de Microbiologia, Pt. B.D. Sharma PGIMS Rohtak. Os casos selecionados para o estudo foram doentes com asma brônquica com mais de um ano de duração e que preenchiam os critérios estabelecidos para a asma brônquica. Foram incluídos como controlos 50 voluntários normais sem quaisquer caraterísticas de asma brônquica ou quaisquer outras queixas pulmonares.

Após a compilação dos dados e com base no perfil clínico, nas investigações hematológicas e nos dados laboratoriais, os casos foram classificados em três grupos:

Grupo A (n=186): doentes com asma brônquica mas seronegativos por ELISA para anticorpos anti-A. fumigatus

Grupo B (n=14): doentes com asma brônquica e seropositivos por ELISA para anticorpos anti-A. fumigatus. Estes doentes foram considerados casos de aspergilose broncopulmonar alérgica (ABPA).

Grupo C (n=50): Controlos que foram incluídos no estudo para descobrir a prevalência de anticorpos antiaspergillus na população normal.

As observações entre os três grupos são as seguintes:

Quadro 1

Distribuição etária dos doentes seronegativos (Grupo A) (n=186)

Faixa etária (anos)	Número de doentes (%)
≤10	0 (0)
11-20	20 (10.7)
21-30	45(24.3)
31-40	41(22.0)
41-50	44(23.6)
51-60	25(13.4)
61-70	11(6.0)
Total	186(100.0)

*Os valores entre parêntesis indicam as percentagens

Pode observar-se na tabela acima que a maioria dos doentes com asma brônquica tinha idades compreendidas entre os 21 e os 50 anos. O número máximo de doentes do Grupo A (casos seronegativos) situava-se no grupo etário dos 21-30 anos (24,3%), seguido dos 41-50 anos (23,6%) e dos 31-40 anos (22,0%). O número mínimo de doentes situava-se no grupo etário dos 61-70 anos (6,0%). Nenhum dos doentes tinha menos de 11 anos de idade (Tabela 1).

Quadro 2

Distribuição etária dos doentes seronegativos (Grupo B) (n=14)

Faixa etária (anos)	Número de doentes (%)
≤10	0 (0)
11-20	0 (0)
21-30	6(42.9)
31-40	1(7.1)
41-50	4(28.6)
51-60	2(14.3)
61-70	1(7.1)
Total	14(100)

*Os valores entre parêntesis indicam as percentagens

A Tabela 2 mostra que o número máximo de doentes seropositivos (Grupo B) pertencia ao grupo etário dos 21-30 anos (42,9%), seguido dos 41-50 anos (28,6%) e dos 51-60 anos (14,3%). O número mínimo de doentes pertencia ao grupo etário 61-70 anos (7,1%). Nenhum dos doentes tinha menos de 11 anos de idade (Figura 1).

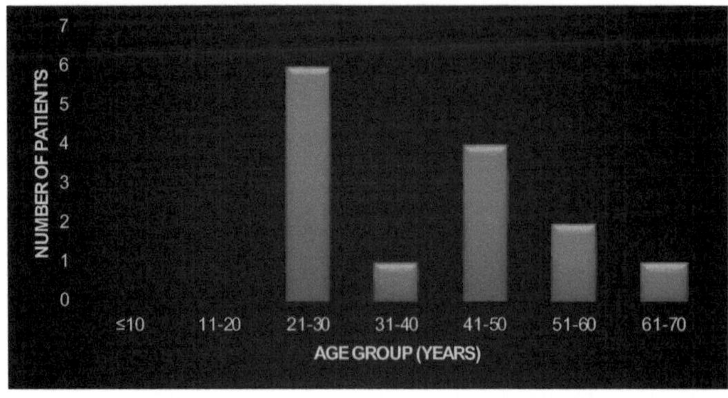

FIG.1 DISTRIBUIÇÃO ETÁRIA DOS DOENTES SEROPOSITIVOS (GRUPO B)

Quadro 3

Distribuição por sexo dos doentes seronegativos (Grupo A) (n=186)

Faixa etária (anos)	Masculino	Feminino
≤10	0 (0)	0 (0)
11-20	11(55.0)	9 (45.0)
21-30	19(43.1)	26(56.9)
31-40	14(33.3)	27(66.6)
41-50	19(45.8)	25(54.4)
51-60	15(63.0)	10(37.2)
61-70	5(50.0)	6(50.0)
Total	83(44.6)	103(55.4)

*Os valores entre parêntesis indicam as percentagens

É evidente na tabela 3 que houve uma predominância do sexo feminino nos doentes seronegativos de asma brônquica (Grupo A). No caso das mulheres, o número máximo de doentes situava-se no grupo etário dos 31-40 anos (66,6%). No entanto, a maioria dos doentes do sexo masculino situava-se no grupo etário dos 21-50 anos. O rácio entre homens e mulheres observado nos nossos doentes foi de 0,80:1.

Distribuição por sexo dos doentes seronegativos (Grupo B) (n=14)

Faixa etária (anos)	Masculino	Feminino
≤10	0 (0)	0 (0)
11-20	0(0)	0 (0)
21-30	3(50)	3(50)
31-40	0(0)	1(100)
41-50	3(75)	1(25)
51-60	2(100)	0(0)
61-70	1(100)	0(0)
Total	9(64.3)	5(35.7)

*Os valores entre parêntesis indicam as percentagens

A Tabela 4 mostra a distribuição por sexo dos indivíduos seropositivos (Grupo B). Observou-se que o sexo masculino foi mais frequentemente afetado por Aspergillus spp. (64,3%). Todos os doentes do sexo feminino pertenciam ao grupo etário dos 21-50 anos. Nenhuma das doentes do sexo feminino tinha mais de 51 anos de idade. No entanto, o número máximo de doentes do sexo masculino situava-se no grupo etário dos 21-50 anos, seguido do grupo dos 51-70 anos. O rácio homens: mulheres foi de 1,81. A Figura II apresenta resultados semelhantes.

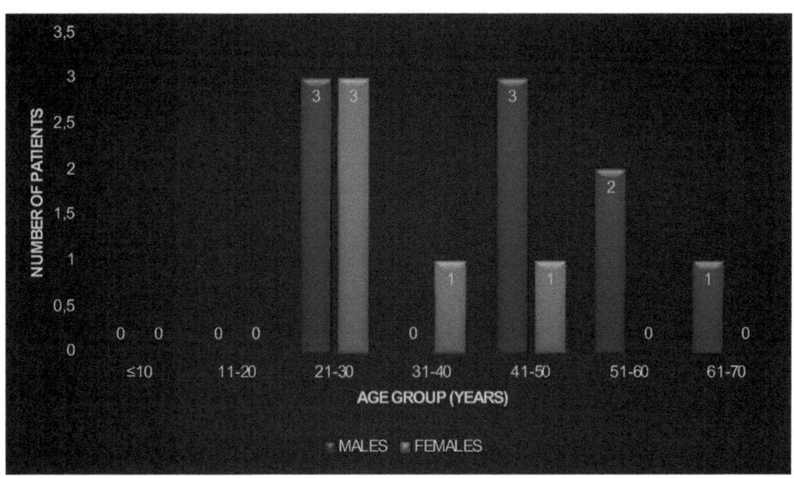

FIG.II DISTRIBUIÇÃO POR SEXO DOS DOENTES SEROPOSITIVOS (GRUPO B)

Quadro 5

Distribuição etária dos controlos (Grupo C) (n=50)

Faixa etária (anos)	Número de doentes (%)
≤10	0 (0)
11-20	0(0)
21-30	20(40)
31-40	14(28)
41-50	8(16)
51-60	8(16)
Total	50(100)

*Os valores entre parêntesis indicam as percentagens

O quadro 5 mostra que o número máximo de controlos pertencia ao grupo etário 21-30 anos (40%), seguido do grupo 31-40 anos (28%).

Quadro 6

Distribuição por sexo dos controlos (Grupo C) (n=50)

Faixa etária (anos)	Masculino	Feminino
≤10	0 (0)	0 (0)
11-20	0(0)	0 (0)
21-30	5(35.7)	9(64.2)
31-40	8(40.0)	12(60.0)
41-50	7(87.5)	1(12.5)
51-60	7(87.5)	1(12.5)
Total	27(54.0)	23(46.0)

*Os valores entre parêntesis indicam as percentagens

A Tabela 6 mostra a distribuição por sexo do grupo de controlo (Grupo C) entre o grupo de controlo,

54,0 por cento eram do sexo masculino e 46,0 por cento do sexo feminino, o que corresponde a um rácio homem/mulher de 1,1:1.

Quadro 7

Perfil clínico dos doentes

Caraterísticas clínicas	Grupo A (n=186) Não.	Grupo B (n=14) Não.	Grupo C
Tosse	134(72.0)	12(85.7)	-

Rinite	85(45.7)	7(50)	-
Excesso de produção de muco	112(60.7)	12(85.7)	-
Ataques recorrentes de falta de ar	20(10.7)	14(100)	-

*Os valores entre parêntesis indicam as percentagens

Foi recolhida uma história pormenorizada de todos os casos e foram documentados os sintomas de apresentação da doença. Como se mostra na Tabela 7, nos doentes do grupo A (seronegativos) a tosse (72%) foi o sintoma predominante. Nos doentes do grupo A, os casos seronegativos foram seguidos por uma produção excessiva de muco (60,7%). No entanto, o sintoma mais comum nos doentes do Grupo B (casos seropositivos) foi o ataque recorrente de falta de ar (100%6), seguido da tosse (85,7%) e da produção excessiva de muco (85,7%). Nas patentes do grupo A, os ataques recorrentes de falta de ar foram observados em apenas 10,7% dos doentes, enquanto todos os doentes do grupo B sofreram de ataques recorrentes de falta de ar. No entanto, a presença de rinite foi observada com uma frequência quase igual nos doentes dos grupos A e B. Nenhum dos indivíduos do grupo de controlo apresentava tais queixas (Figura III).

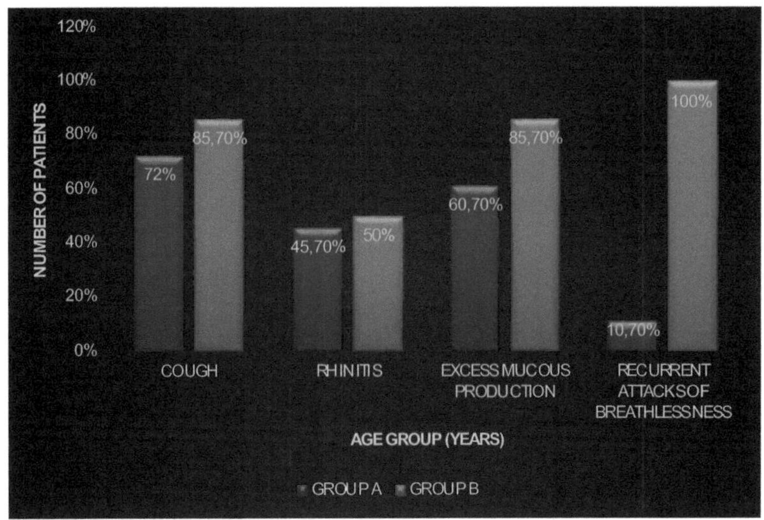

FIG.III PERFIL CLÍNICO DOS DOENTES

Quadro 8

Comparação do perfil clínico dos grupos A e B

Variáveis	Grupo A (n=186)	Grupo B (n=14)	Valor P
Idade (anos) Gama Média± S.D.	15-70 anos. 38.5±14.1	21-68 anos. 40±14.6	>0,05 NS
Género Masculino Feminino	83(46%) 103(54%)	9(64.3%) 5(35.7%)	>0,05 NS
Tosse Média± S.D.	0.83±0.37	0.85±0.36	>0,05 NS
Rinite Média± S.D.	0.45±0.49	0.51±0.51	>0,05 NS
Excesso de produção de muco Média± S.D.	0.60±0.49	0.92±0.26	<0,001(VHS)
Ataques recorrentes de falta de ar Média± S.D.	0.88±0.27	0.85±0.36	<0,001(VHS)
Duração da doença (anos) Gama Média± S.D.	1-24 anos 8.62±6.65	4-22 anos 8.64±5.30	>0,05 NS
Terapia N.º (%) Corticosteróides orais	90 0.46±0.50	12(85%) 0.85±0.36	<0.01 (S)

A Tabela 8 resume os resultados da análise estatística do perfil clínico dos doentes. Os ataques recorrentes de falta de ar e a produção de muco estavam significativamente presentes no Grupo B (p<0,001) (casos seropositivos), ao passo que a tosse, a rinite e a duração da doença não apresentavam qualquer diferença significativa entre os dois grupos (p>0,05). Observou-se que a maioria dos doentes do grupo A estava apenas a tomar broncodilatadores, enquanto 85% dos doentes do grupo B estavam a tomar corticosteróides

Tabela-9

Comparação das investigações dos grupos A e B

Variáveis	Grupo A	Grupo B	Valor P
TLC (Células/μ) Gama Média± S.D.	5000-12000 8056±1332.3	7200-10700 9028.6±1333.8	<0.01 (S)

AEC (Células/µ) Gama Média± S.D.	20-1200 246.4±150.3	216-1240 682.6±283.9	<0,001(VHS)
FEV (%) Intervalo (%) Média± S.D.	30-86.8 72.5±11.5	62.3-80.0 67.7±7.3	<0.05 (S)
PFT Doença N.º (%) Suave Moderado Grave	71(38.17%) 112(60.21%) 2(1.07%)	2(14.3%) 12(85.7%) 0(0%)	

TLC: Contagem total de leucócitos; AEC: Contagem absoluta de eosinófilos: FEV1: Volume Exploratório Forçado; PFT: Testes de Função Pulmonar

A Tabela 9 mostra os resultados de várias investigações efectuadas em doentes com asma brônquica. Os níveis médios de CPT foram mais elevados no grupo B (doentes seropositivos) do que nos doentes do grupo A (seronegativos) e esta diferença foi estatisticamente significativa (p <0,01). Do mesmo modo, os valores médios de AEC foram mais elevados na ABP nos doentes do grupo B do que nos doentes do grupo A e esta diferença foi estatisticamente muito significativa (p <0,001). O grupo B apresentou obstrução mais grave em comparação com os pacientes do grupo A (p < 0,05). A maioria dos pacientes de ambos os grupos apresentou um tipo moderado de obstrução.

Tabela-10

Distribuição dos isolados de cultura (casos seronegativos) Grupo A (n=186)

Cultura	Número de pacientes
Bactérias isoladas	13(7.0)
Apenas fungos	8(4.3)
Bactérias + fungos	0(0)
Estéril	165(88.7)
Total	186(100)

*Os valores entre parêntesis indicam a percentagem

A Tabela 10 mostra o número e a percentagem de casos que apresentaram crescimento na cultura de amostras de expetoração. Como é evidente, 21 (11,3%) dos 186 casos apresentaram crescimento bacteriano e fúngico. 13 dos 186 casos foram positivos apenas para cultura bacteriana, enquanto 8 casos apresentaram crescimento apenas de fungos nas suas amostras respiratórias. Nenhum dos casos apresentou crescimento bacteriano e fúngico concomitantes.

Tabela-11

Distribuição dos isolados de cultura (casos seronegativos) Grupo B (n=14)

Cultura	Número de pacientes
Bactérias isoladas	1 (7.1)
Apenas fungos	10 (71.5)
Bactérias + fungos	1 (7.1)
Estéril	2 (14.3)
Total	14 (100)

*Os valores entre parêntesis indicam a percentagem

A Tabela 11 resume a distribuição dos isolados de cultura recuperados de amostras de expetoração colhidas de doentes com suspeita de aspergilose broncopulmonar. Verificou-se que 10 casos (71,5%) eram positivos para cultura fúngica e que a cultura bacteriana foi responsável por apenas um caso (7,1%). A cultura bacteriana e fúngica concomitante foi observada em apenas um caso (7,1). Duas amostras de expetoração não revelaram qualquer crescimento em cultura (Figura IV).

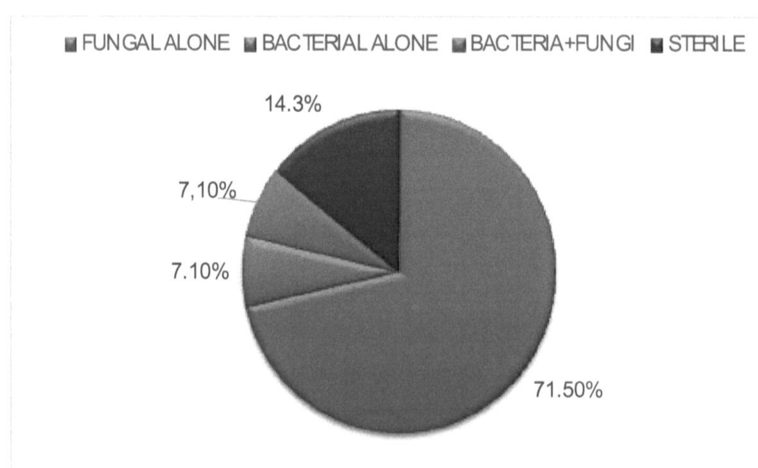

FIG.IV DISTRIBUIÇÃO DOS ISOLADOS DE CULTURA NOS CASOS SEROPOSITIVOS (GRUPO B)

Tabela-12

Distribuição dos isolados de bactérias em doentes seronegativos (Grupo A) (n=13)

Cultura	Número de pacientes
Klebsiella spp.	5 (38.5)
Pseudomonas aeruginosa	4(30.7)
Staphylococcus aureus	2 (15.4)
Escherichia Coli	2 (15.4)

*Os valores entre parêntesis indicam a percentagem

Entre os doentes do grupo A., foram obtidos 13 isolados bacterianos. Destes, a Klebsiella spp. de amostras de expetoração foi a mais comum, representando 38,5% dos isolados. Seguiu-se a Pseudomonas aeruginosa, que contribuiu com 30,7% das bactérias. O Staphylococcus aureus e a Escherichia coli foram responsáveis por 15,4% dos casos cada (Tabela 12).

Tabela-13

Distribuição de isolados fúngicos em doentes seronegativos (Grupo A) (n=8)

Isolar	Número de pacientes
Candida spp.	4 (50.0)
Aspergillus Niger	2 (25.0)
Aspergillus fumigatus	1 (12.5)
Aspergillus flavus	1 (12.5)
Total	8 (100)

*Os valores entre parêntesis indicam a percentagem

Como é evidente na tabela 13, foi identificado um total de 8 isolados fúngicos de um total de 186 casos incluídos no Grupo A. O isolado mais comum foi a cândida, ou seja, 4 de 8 isolados (50%), seguido do A. que representou 2 casos (25%). Foi também identificado um isolado de A. fumigatus (12,5%) e A. flavus (12,5%).

Tabela-14

Isolados bacterianos em doentes seronegativos (Grupo B) (n=2)

Isolados	Número de pacientes
Klebsiella spp.	1
Klebsiella spp.+ A. fumigatus	1

45

A Tabela 14 mostra o isolado bacteriano concomitante obtido a partir de amostras de escarro de casos de suspeita de ABPA. A Klebsiella spp. foi isolada como isolado isolado e concomitante em cultura mista de bactérias e fungos.

Quadro 15

Distribuição dos isolados fúngicos em doentes seronegativos (Grupo B) (n=11)

Isolar	Número de pacientes
Candida spp.	2 (18.2)
Aspergillus Niger	5 (45.4)
Aspergillus fumigatus	2 (18.2)
Aspergillus flavus	2 (18.2)
Total	11 (100)

*Os valores entre parêntesis indicam a percentagem

A Tabela 15 mostra o padrão dos isolados fúngicos observados entre os suspeitos de aspergilose broncopulmonar. Foi obtido um total de 11 isolados fúngicos em 14 casos. A espécie predominante isolada foi o A. fumigatus, responsável por 45,4% dos casos, seguido do A. Niger e do A. flavus (18,2% cada). Candida spp. também foi isolada em 2 casos (18,2%). A Figura V mostra que o A. fumigatus foi o fungo mais comum entre todos os fungos isolados.

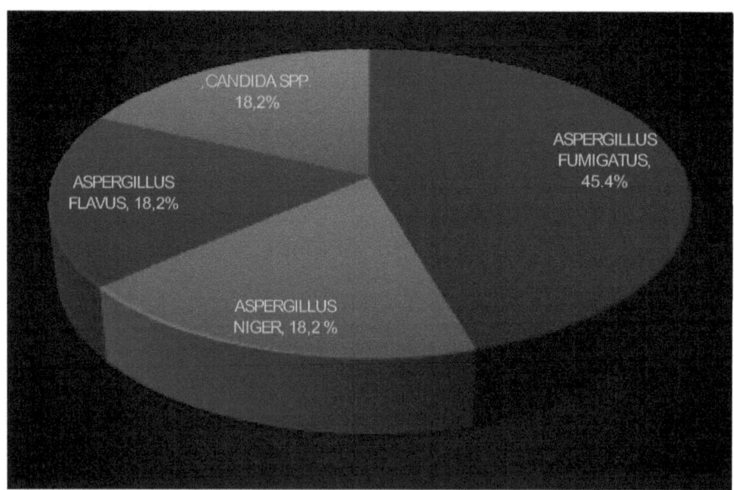

FIG. V DISTRIBUIÇÃO DOS ISOLADOS FÚNGICOS NOS CASOS SEROPOSITIVOS (GRUPO B)

Quadro 16

Resultados da microscopia e cultura em casos seronegativos (n=11)

	Número de pacientes
Microscopia positiva	5 (35.7)
Cultura de fungos positiva	9 (71.4)
Total	14 (100)

*Os valores entre parêntesis indicam as percentagens

A Tabela 16 mostra os resultados obtidos após o exame microscópico e a cultura de amostras de expetoração dos indivíduos seropositivos. Entre os 14 casos seroreactivos, 5 casos (35,7%) revelaram hifas fúngicas ao exame microscópico e 9 casos (71,4%) desenvolveram fungos em cultura. Os casos com positividade na microscopia também foram positivos na cultura. No entanto, houve 4 casos que apresentaram fungos em cultura sem qualquer evidência microscópica (Figura VI).

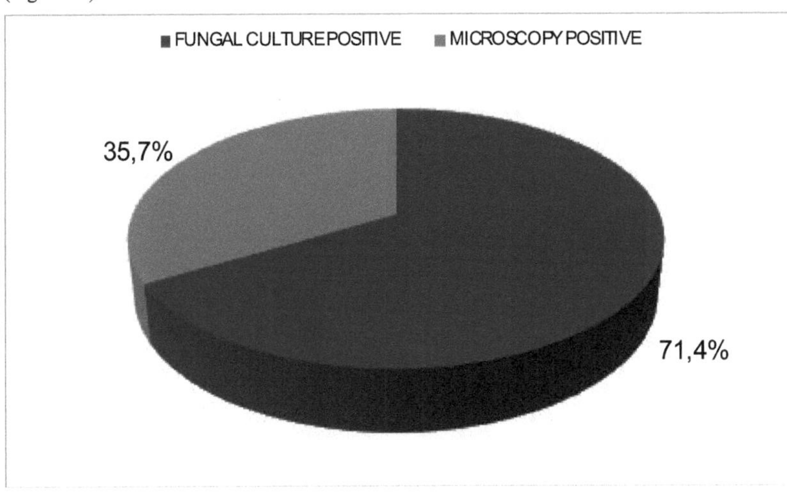

FIG. VI RESULTADOS DA MICROSCOPIA E DA CULTURA NOS CASOS SEROPOSITIVOS

Tabela-17

Resultados do ELISA para anticorpos anti-A. fumigates em 200 doentes com asma brônquica

	Número de pacientes
Número positivo	14 (7.0)
Número negativo	186 (93.0)
Total	200 (100.0)

*Os valores entre parêntesis indicam as percentagens

Procurámos a prevalência de anticorpos anti-A. Fumigates em doentes com asma brônquica. A tabela acima e a Figura VII indicam os resultados do teste ELISA entre 200 casos diagnosticados clinicamente como asma brônquica. Entre os 200 casos testados para anticorpos anti-A. fumigatus, 14 (7,0%) eram positivos e 186 (93,0%) eram negativos.

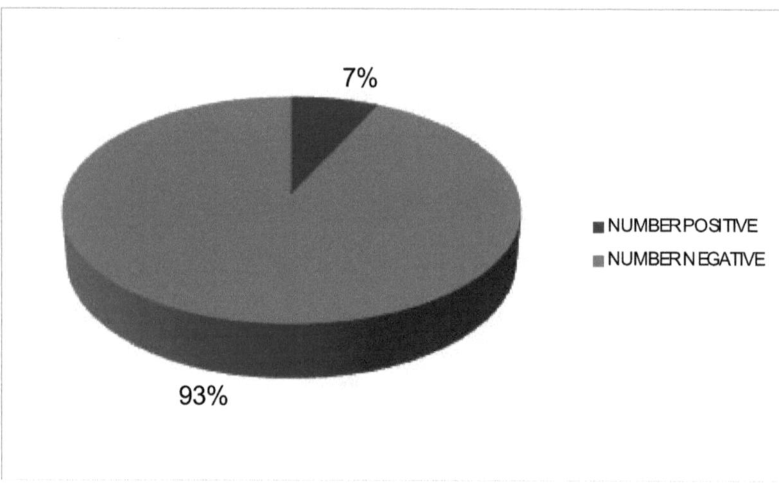

FIG. VII RESULTADOS DE ELISA PARA ANTICORPOS ANTI A. FUMIGATUS EM DOENTES COM ASMA BRÔNQUICA

Quadro 18

Correlação entre Microscopia e Serologia em doentes com asma brônquica (n=200)

Microscopia	Serologia		Total	Valor P
	Positivo	Negativo		

(montagem em KOH)				
Positivo	5	0	5	<0,001 [VHS]
Negativo	9	186	195	
Total	14	186	200	

A Tabela 18 mostra os resultados da microscopia e do ELISA. A evidência microscópica direta da presença de fungos nas amostras de expetoração foi encontrada em cinco casos e estes foram positivos por ELISA para anticorpos anti-A. fumigatus. No entanto, houve 9 casos que foram reactivos para A. fumigatus por ELISA, mas as amostras de expetoração dos mesmos casos não mostraram quaisquer achados na microscopia. Quando tentámos correlacionar a microscopia e a serologia, a diferença foi estatisticamente muito significativa (p<0,001), mostrando que a serologia tem vantagem sobre a microscopia.

Quadro 19

**Correlação entre a positividade da cultura e a seropositividade
em doentes com asma brônquica (n=200)**

ELISA	Cultura		Total	Valor P
	Positivo	Negativo		
POSITIVO	9	5	14	<0.05
NEGATIVO	4	182	186	
TOTAL	13	187	200	

Como é evidente na tabela 19, dos 14 indivíduos seroreactivos que foram positivos para anticorpos anti-A. fumigatus por ELISA, foram cultivados aspergillus spp. em 9 casos de isolamento repetido, os restantes cinco casos não revelaram qualquer evidência de crescimento fúngico. No entanto, as amostras de expetoração de 4 doentes com asma brônquica apresentaram crescimento de Aspergillus spp. em cultura sem qualquer evidência serológica. A correlação entre a cultura e as técnicas serológicas foi estabelecida e verificou-se que a diferença era estatisticamente significativa (p <0,05), indicando que o ELISA é uma técnica melhor.

Quadro 20

Perfil clínico dos doentes seronegativos (n=14)

N.º total de casos	14
Homens	9
Mulheres	5
Idade média (anos)	40±14.6 (21-66)
Duração média da asma brônquica (anos)	8.64±5.30 (2-23)

Apresentação clínica	
Tosse	12
Rinite	7
Ataques recorrentes de falta de ar	14
Expetoração mucopurulenta	12
Tratamento	
Broncodilatadores	12
Medicamentos antituberculosos	2
Corticosteróides	12
Teste de função pulmonar	
Obstrução (ligeira)	2
Obstrução (moderada)	12

O perfil clínico de um total de 14 pacientes com suspeita de ABPA diagnosticados na clínica de asma dos hospitais está resumido na tabela. Havia 9 pacientes do sexo masculino e 5 do sexo feminino. A idade média destes doentes era de 40,64 anos (variação de 21 a 68 anos). A duração média da asma foi de 8,64 anos (variação de 2-23 anos). Doze doentes apresentavam tosse e expetoração mucopurulenta. Para além disso, foi observada rinite em 7 doentes. Na altura da apresentação, 12 doentes apresentavam ataques recorrentes de falta de ar, apesar de doses crescentes de broncodilatadores. Doze doentes estavam a tomar broncodilatadores e corticosteróides e apenas 2 recebiam tratamento antituberculoso. Foi observado um tipo de obstrução moderada em 12 doentes, enquanto 2 doentes apresentavam uma obstrução ligeira.

Quadro 21

Dados laboratoriais em casos seronegativos (n=14)

Encontrar	N.º de doentes
AEC >500cu.mm	10 (71.4)
Microscopia positiva	5 (35.7)
Cultura de fungos positiva	9 (71.4)
A. fumigado	5 (45.4)
A. Níger	2 (18.2)
A. flavus	2 (18.2)

*Os valores entre parêntesis indicam as percentagens

A Tabela 21 resume os dados laboratoriais dos doentes seroreactivos.71,4% dos doentes tinham níveis elevados de AEC. A microscopia direta foi positiva em 5 casos (37,71%) e os fungos cresceram em cultura em 9 casos (71,42%). O A. fumigatus foi a espécie predominante isolada (45,45%) entre os isolados fúngicos. Com base no perfil clínico, nos achados hematológicos e microbiológicos. 14 pacientes que demonstraram soropositividade para A. fumigatus pelo teste ELISA puderam ser classificados como pacientes com ABPA.

Aspergillus spp. é ubíquo, **ocorre** em todo o mundo e é conhecido por causar formas distintas **de** doenças respiratórias clinicamente reconhecíveis.[1] O espetro das doenças respiratórias associadas ao *Aspergillus* varia desde a colonização saprófita do trato respiratório até à doença disseminada rapidamente invasiva. É amplamente classificado em três categorias clínicas: [2]

1. Aspergilose broncopulmonar alérgica (ABPA)

2. Aspergiloma

3. Aspergilose invasiva

ABPA, a manifestação mais frequentemente reconhecida da aspergilose,

ocorre em todo o mundo e é agora vista como uma importante doença emergente em

Índia.[4] Trata-se de uma doença pulmonar imunologicamente mediada que ocorre normalmente em indivíduos atópicos e é causada por hipersensibilidade aos antigénios do fungo *Aspergillus*, especialmente *do A. fumigatus.*[52] Trata-se de uma doença pulmonar potencialmente destrutiva que foi reconhecida pela primeira vez em Inglaterra em 1952[4] e, desde então, tem sido relatada em todos os continentes. Rosenberg et al descreveram os critérios clínicos e imunológicos para o diagnóstico da ABPA em 1977. [6]

Nos últimos anos, tem-se registado um aumento da incidência da doença, sendo necessário um diagnóstico precoce destes casos para um tratamento eficaz.[15] Devido à dificuldade de diagnóstico da doença apenas com base na apresentação clínica, tem-se apercebido da importância da demonstração e do isolamento do fungo nas amostras respiratórias, bem como da evidência serológica nos doentes.

Embora tenham sido efectuados muitos trabalhos sobre as várias formas de aspergilose individualmente, muito poucos estudos no passado recente abrangeram o vasto espetro da ABPA. Além disso, existe uma escassez de literatura recente sobre a prevalência efectiva da ABPA no Norte da Índia. O estudo foi efectuado em doentes asmáticos brônquicos, com o objetivo de avaliar e correlacionar clinicamente o significado dos testes micológicos e serológicos e **de** chegar a um diagnóstico definitivo o mais cedo possível para iniciar prontamente o tratamento.

Duzentos doentes que sofrem de asma brônquica foram avaliados no estudo. Cinquenta voluntários normais e saudáveis sem quaisquer caraterísticas de asma brônquica foram estudados como controlos.

Com base no perfil clínico, nas investigações hematológicas, nos resultados microbiológicos e serológicos, surgiram os seguintes 3 grupos:

Grupo A (n=186): Doentes com asma mas seronegativos por ELISA para anticorpos *anti-A. fumigatus*.

Grupo B (n=14): Doentes com asma que eram seropositivos por ELISA para anticorpos *anti-A. fumigatus* e diagnosticados como doentes com ABPA.

Grupo C (n=50): Grupo de controlo

No presente estudo, a maioria dos doentes com asma brônquica situava-se no grupo etário dos 21-30 anos. Este facto está de acordo com o estudo de Shah et al[4] que também referiu que a ABPA é mais frequente no grupo etário dos 21-30 anos. De acordo com Kurup e Kumar[11] , a maioria dos casos de ABPA tende a ocorrer antes dos 40 anos de idade. Este facto também está em conformidade com os nossos resultados, em que seis dos 14 casos tinham entre 21 e 30 anos de idade. No nosso estudo, a idade média dos doentes com asma seronegativos (grupo A) foi de 38,5±14,1 anos (intervalo 15-70 anos) e a idade média dos doentes seropositivos (grupo B) foi de 40,6±14,6 anos (intervalo 21-68 anos). No entanto, a diferença na idade média nos dois grupos não foi considerada estatisticamente significativa. Da mesma forma, estudos feitos por Behera et al[34] relataram que a idade média dos pacientes com ABPA era de 34,3±11,4 (variação de 13-53 anos), enquanto Shah et al relataram que a idade média dos pacientes asmáticos era de 26,7±8,7 anos (variação de 16-45 anos) e a idade média dos pacientes com ABPA era de 28±10 anos (variação de 18-48 anos). Foram relatados resultados semelhantes num estudo realizado por Shahid et al.[77] Chetty et al[27] relataram também uma incidência de 15% de ABPA no grupo etário pediátrico, embora no nosso estudo não tenha sido detectado nenhum caso de ABPA com idade inferior a 15 anos.

No presente estudo, no que diz respeito à distribuição por sexo, a asma brônquica foi observada mais frequentemente no sexo feminino. No entanto, verificámos que os homens (1,8:1) predominavam nos casos de doentes seropositivos (grupo B). À semelhança do nosso estudo, Sandhu et al[28] referiram que 7 homens foram afectados em 8 casos de ABPA que incluíram no seu estudo. Shah et al[52] também registaram uma predominância do sexo masculino (M:F = 3:1) nos casos de ABPA. Achados semelhantes foram relatados por Shahid et al.[77] A diferença na distribuição por sexo não foi estatisticamente significativa (p>0,05) entre os dois grupos. Behera et al[34] descobriram que as mulheres eram mais frequentemente afectadas, ou seja, 21/35 casos de ABPA, o que não está de acordo com o nosso estudo.

No presente estudo, as caraterísticas clínicas mais comuns observadas nos doentes seronegativos de asma brônquica (grupo A) foram a tosse (72%) seguida de produção excessiva de muco (60,2%).

As caraterísticas clínicas mais comuns observadas nos doentes com ABPA (grupo B) foram ataques recorrentes de falta de ar (100%), seguidos de tosse e produção excessiva de muco (85,7%). A rinite foi observada em 50% dos casos.

Achados semelhantes de asma mal controlada, dispneia, tosse e expetoração purulenta em doentes com ABPA foram relatados por Shah et al.[52] Sandhu et al[28] também observaram que os episódios de falta de ar frequentemente acompanhados de tosse produtiva e expetoração eram as principais caraterísticas clínicas comuns a todos os seus 8 doentes. Schwartz e Greenberger[78] também observaram que, nos grupos de doentes que incluíram no seu estudo, a asma refractária era a principal queixa e apresentavam achados clínicos semelhantes.

O número de doentes com história de crises recorrentes de falta de ar (100%) foi significativamente mais elevado no grupo B (casos seropositivos) do que no grupo A (casos seronegativos) (p<0,001). No entanto, a diferença no número de doentes com critérios de tosse e rinite não foi significativa (p>0,05) entre os dois grupos.

Foi observado nos nossos doentes com ABPA que 12 dos 14 casos (85%) de ABPA estavam a fazer terapêutica com esteróides. Este resultado foi semelhante ao do estudo de Schwartz & Greenberger[78] , que referiu que 78,6% dos seus doentes estavam a fazer terapêutica com esteróides. Shah et al[52] também revelaram um historial de prescrições frequentes de cursos curtos de corticosteróides orais em seis de oito doentes com ABPA (75%). No entanto, Behera et al[34] , de Chandigarh, referiram uma incidência de 17,14% de terapêutica com esteróides nos seus casos de ABPA.

A suscetibilidade aos antigénios *de Aspergillus* parece ser reforçada por certos factores como os esteróides e os antibióticos, uma vez que podem estimular o crescimento e a virulência do fungo infetante através da destruição da flora bacteriana concorrente. [9]

Neste estudo, a duração da doença variou de 1-24 anos nos doentes do Grupo A (seronegativos) e de 4-22 anos nos doentes do Grupo B (seropositivos). A diferença de duração da doença entre os dois grupos não foi estatisticamente significativa. Achados semelhantes foram registados por Shahid et al.[77]

Isto não está de acordo com o estudo realizado por Shah et al[6] , que registou que a duração da doença era significativamente mais elevada nos doentes com ABPA do que nos asmáticos (p<0,05). Do mesmo modo, Behera et al[34] , no seu relatório sobre 35 casos de ABPA, referiram que 33 (94,28%) **destes** casos apresentavam uma história de asma brônquica crónica.

Os valores médios de CPT observados em nosso estudo foram de 9028,6±1333,8 células/µl (intervalo de 7200-10700 células/µl) em pacientes do grupo B (soropositivos). Foi significativamente mais elevado do que no grupo A (intervalo de 5000-12000 células/µl com uma média de 8056±1332,3 células/µl). Achados semelhantes foram observados por Shah et al[52] , em que o valor médio da CPT foi de 1.000±4100 células/µl (variação de 5.800-19.000 células/µl) observado em pacientes com ABPA em comparação com pacientes com asma (variação de 5.900-9900 células/µl, média±DP =7300±1400 células/µl; p<0,005). Rosenberg et al[6] também observaram achados semelhantes em doentes com ABPA com uma contagem média de CPT na altura do diagnóstico de 9870/mm . [3]

A contagem absoluta de eosinófilos estava aumentada em 10 de 14 (71,4%) (AEC>500/mm3) dos nossos doentes do grupo B. Os valores médios de AEC eram significativamente mais elevados (p<0,001) no grupo B do que no grupo A. Este facto estava em conformidade com os critérios de diagnóstico delineados por Rosenberg et al.[6] A importância da AEC no diagnóstico da ABPA foi sublinhada por muitos outros trabalhadores com uma prevalência de 70% a 80% de eosinofilia periférica.[29,78] Subramanian e Viswanathan[30] também observaram eosinofilia em todos os seus casos. Em contrapartida, Behera et al[34] só conseguiram detetar eosinofilia periférica em 32% dos seus casos de ABPA.

A classificação da asma foi efectuada com base no Volume Expiratório Forçado (FEV,). [79]

Ligeiro **>80%**

Moderado >60% - <80%

Grave <60%

A maioria **dos** doentes apresentava um tipo de obstrução moderada. O VEF médio foi significativamente mais elevado no grupo B (ABPA) do que no grupo A. Observações semelhantes foram também registadas por Shah et al.[52]

A infeção torácica recorrente como condição subjacente foi observada em 7% dos casos de asma brônquica (Grupo A) neste estudo. Os fungos foram isolados isoladamente em 4,3% dos casos quando as amostras de expetoração **destes** doentes foram submetidas a cultura fúngica. *A Klebsiella* spp. foi o isolado mais comum, representando 38,5% dos isolados culturais bacterianos obtidos a partir de culturas repetidas de amostras de expetoração do Grupo A (casos seronegativos). Seguiu-se a P. *aeruginosa* (30,7%). O isolamento de *Aspergillus* da expetoração é frequentemente considerado um contaminante. No nosso estudo, o *Aspergillus* spp. foi isolado de 4,3% dos casos de asma brônquica sem qualquer evidência serológica. É questionável se o agente isolado é um contaminante ou se é efetivamente responsável pela condição patológica.

No estudo, os doentes diagnosticados como ABPA, apenas uma bactéria como isolado cultural foi observada num caso (7,14%), enquanto que os isolados fúngicos foram encontrados em 71,4% dos casos. A infeção bacteriana e fúngica concomitante foi observada em apenas um caso (7,14%). *A Klebsiella* spp. foi o único isolado bacteriano observado nos casos de ABPA, tanto isolado como concomitante. Isto pode dever-se ao facto de a infeção bacteriana poder estar presente quer como concomitante quer como infeção inicial de um foco pulmonar doente, conduzindo a um estado imunocomprometido local e a uma infeção por *Aspergillus* ao longo de um período de tempo. Bedi[80] também observou uma infeção concomitante por Klebsiella *penumoniae* em 15% dos seus casos. Da mesma forma, McCarthy & Pepys[51] em 1971 cultivaram bactérias patogénicas em 45% dos seus casos. Fisher et al[81] também referiram que as Enterobacteriaceae e *a Pseudomonas aeruginosa* conduzem a uma lista diversificada de infecções não *Aspergillus* que ocorrem em casos de asma brônquica.

Entre os 14 casos seroreactivos (Grupo B), cinco casos (35,7%) revelaram hifas fúngicas por exame microscópico e nove casos (71,4%) desenvolveram fungos em cultura. Os casos com positividade à microscopia também eram positivos em cultura. No entanto, houve quatro casos que apresentaram fungos em cultura sem qualquer evidência microscópica. Este resultado pode ser explicado pelo facto de o exame microscópico não ser tão sensível como as técnicas de cultura.

Sandhu et al[28] conseguiram isolar *A. fumigatus* em cultura em todos os seus casos, o que não está totalmente de acordo com os nossos resultados. Do mesmo modo, Khan et al[29], em 1976, isolaram A. *fumigatus* em 82,6% dos doentes, enquanto Behera et al[34] observaram uma positividade de cultura de 54,28% nos seus doentes com ABPA. Shahid et al[77] isolaram Aspergillus em cultura em 30% dos casos de asma brônquica.

Quando as amostras de expetoração dos doentes com ABPA (Grupo B) foram submetidas a cultura fúngica, o fungo mais comum isolado foi o *A. fumigatus* (45,4%), seguido do A *flavus* (18,2%) e *do A. niger* (18,2%). Isto está de acordo com outros estudos efectuados em várias formas de aspergilose. Behera et al[34] também registaram a presença *de A. fumigatus* em 21,05% de 19 casos positivos de cultura de ABPA. Shahid et al[77] também isolaram *A. fumigatus* como a espécie predominante em 69,23% dos casos, seguida de A. *flavus* em 38,46% dos casos. Do mesmo modo, Khurkade et al[9], no seu estudo efectuado na Índia Central, registaram *A. fumigatus* em 80% dos seus casos. Nenhum dos indivíduos do grupo de controlo apresentou crescimento fúngico na cultura. No nosso estudo, *Candida* spp. também foi isolada em 18,2% dos casos. Este facto pode dever-se **à** contaminação da expetoração com a flora oral.

No nosso estudo, procurou-se a prevalência de anticorpos *anti-A. fumigatus* no soro de doentes com asma brônquica e o serodiagnóstico foi efectuado por ELISA. Dos 200 doentes diagnosticados clinicamente como tendo asma brônquica, 14 (7%) eram seropositivos e 186 (93%) eram seronegativos para anticorpos anti-A. fumigatus. Nenhuma das amostras de soro de controlo apresentou qualquer evidência de seropositividade.

Tentámos correlacionar os achados microscópicos, culturais e a seropositividade e compreender o seu significado no potencial diagnóstico da ABPA. A diferença entre a positividade da microscopia e a seropositividade foi estatisticamente muito significativa ($p < 0,001$).

Ao correlacionar a cultura e o método serológico (ELISA), observou-se que *o Aspergillus* spp. foi isolado em apenas 71,4% dos casos que também eram positivos para anticorpos *anti-Aspergillus*. Observou-se no presente estudo que o ELISA foi útil em casos negativos de cultura.

Os métodos de diagnóstico definitivo da aspergilose pulmonar dependem do isolamento do *Aspergillus* em cultura, da demonstração de alterações imunológicas específicas no soro do doente ou do exame histopatológico do material da biopsia. No entanto, o isolamento do *Aspergillus* em cultura nem sempre é possível devido a uma recolha e processamento incorrectos da amostra ou devido à não comunicação da cavidade com o brônquio principal, enquanto o exame histopatológico é muito fastidioso e complicado. No entanto, os testes de serodiagnóstico são úteis, especialmente quando a demonstração direta do *Aspergillus* não é possível em cultura. [77]

O serodiagnóstico da aspergilose através da deteção de anticorpos contra o antigénio *de Aspergillus* tem sido amplamente utilizado, mais frequentemente através de métodos de precipitina.[81] No entanto, problemas como a reprodutibilidade interlaboratorial, a baixa sensibilidade em doentes imunocomprometidos e a baixa especificidade incentivaram o desenvolvimento de abordagens alternativas como o ELISA para o serodiagnóstico. [82]

A seropositividade detectada no nosso estudo está correlacionada com os resultados de estudos semelhantes efectuados por Khurkade et al[9] e Kumar et al[11] para conhecer a prevalência de aspergilos e anticorpos contra diferentes *Aspergillus* spp. utilizando métodos culturais e serológicos. Concluíram também que a ABPA pode ser detectada no decurso precoce da doença em asmáticos brônquicos utilizando uma técnica altamente sensível como o ELISA. Do mesmo modo, Shahid et al[77] no seu estudo conseguiram detetar anticorpos *anti-Aspergillus* em 60% dos casos de asma brônquica por ELISA. Isto sugere que os testes serológicos têm uma vantagem sobre a cultura de rotina para o diagnóstico da aspergilose pulmonar. A deteção de anticorpos indica que existe uma produção de anticorpos induzida por uma infeção definitiva, excluindo assim a presença do fungo como mero contaminante.

As infecções fúngicas do pulmão, especialmente a aspergilose pulmonar, são cada vez mais frequentes devido à maior utilização de antibióticos de largo espetro, corticosteróides e imunossupressores e representam um desafio de diagnóstico difícil devido à ausência de caraterísticas clínicas patognomónicas e de achados radiológicos caraterísticos.[83] O diagnóstico de aspergilose pulmonar é geralmente omitido, uma vez que os testes para a sua deteção não são habitualmente efectuados em laboratórios de diagnóstico de rotina.

Outro aspeto de grande importância é o facto de um número significativo de doentes receber terapêutica antituberculosa devido ao seu quadro radiológico. Este facto tem sérias implicações em países com elevada prevalência de tuberculose, como a Índia, uma vez que os doentes com ABPA recebem frequentemente terapêutica antituberculosa durante muito tempo, enquanto os danos pulmonares continuam a progredir incessantemente.[52] Por conseguinte, o diagnóstico precoce da ABPA é importante para evitar lesões pulmonares, a gravidade da asma, o agravamento da evolução da doença e o diagnóstico incorreto de doentes com tuberculose, etc.

A deteção de anticorpos específicos contra A. *fumigatus* através de várias técnicas de serodiagnóstico é um dos critérios de diagnóstico importantes para a ABPA. Os padrões de referência dos antigénios *de Aspergillus* para imunodiagnóstico não estão disponíveis até hoje, nem na Organização Mundial de Saúde (OMS) nem através de qualquer outra agência. Isto deve-se principalmente à natureza complexa dos antigénios de *Aspergillus* spp. que requerem múltiplos processos de purificação.[41] Por conseguinte, é necessário utilizar novos diagnósticos preditivos e técnicas moleculares para os doentes que sofrem de asma brônquica.

Além disso, a aspergilose pulmonar ocorre em hospedeiros imunocomprometidos, nos quais a resposta imunitária é menor ou pode estar ausente. Nestes casos, os resultados serológicos podem estar ausentes. A deteção de antigénios circulantes no soro e na urina desses doentes é uma abordagem mais promissora. As abordagens de diagnóstico baseadas na PCR parecem ser um método adequado para o diagnóstico em doentes com uma resposta humoral fraca ou negligenciável. O desenvolvimento de sondas de ADN ou de outros mecanismos baseados no ADN é necessário para estudos de diagnóstico eficientes, mais fiáveis, epidemiológicos e rápidos.

1. O estudo foi efectuado no Departamento de Microbiologia em associação com o Departamento de Medicina do Pt. B.D. Sharma PGIMS, Rohtak.

2. Duzentos doentes, independentemente do grupo etário e do sexo, que sofriam de asma brônquica foram incluídos no estudo. Cinquenta voluntários normais sem quaisquer caraterísticas de asma brônquica ou quaisquer outras queixas pulmonares foram incluídos como controlos.

3. Os principais objectivos do estudo foram:

(i) Isolamento e caraterização de Aspergillus spp. da expetoração de doentes que sofrem de asma brônquica

(ii) Estudo dos anticorpos anti-Aspergillus no soro destes doentes

(iii) Correlação entre a positividade da cultura e a seropositividade para o diagnóstico de aspergilose

4. Após a análise do perfil clínico, das investigações hematológicas e dos resultados microbiológicos e serológicos, surgiram as seguintes 3 categorias de doentes.

Grupo A (n=186): Doentes com asma seronegativos por ELISA para anticorpos anti-A fumigatus

Grupo B (n=14): Doentes asmáticos mas seropositivos por ELISA para anticorpos anti-A. fumigates e diagnosticados como aspergilose broncopulmonar alérgica (ABPA).

Grupo C (n=50): Grupo de controlo.

5. Nenhum dos indivíduos do grupo de controlo apresentou sinais de crescimento fúngico em cultura ou qualquer evidência de seropositividade.

6. Observou-se que a maioria dos doentes com asma brônquica tinha idades compreendidas entre os 21 e os 50 anos. O número máximo de doentes do Grupo A (casos seronegativos) situava-se no grupo etário dos 21-30 anos (24,3%).

7. O número máximo de doentes com ABPA pertencia ao grupo etário 21-30 anos (42 9%).

8. Nos doentes com ABPA, verificou-se uma predominância do sexo masculino, com um rácio homem/mulher de 1,8:1.

9. Os doentes diagnosticados com ABPA apresentavam uma forma mais grave da doença em comparação com os doentes do grupo A (doentes seronegativos). Isto foi evidenciado pelo facto de todos os doentes com ABPA (100%) sofrerem de ataques recorrentes de

falta de ar, ao passo que esta situação se verificou apenas em 10,7% dos doentes do grupo A. Do mesmo modo, 85,7% dos doentes com ARPA apresentavam queixas de tosse com expetoração mucopurulenta, ao passo que apenas 60,7% dos doentes do grupo A tinham produção excessiva de muco.

10. Os doentes com ABPA apresentavam valores médios de TLC e AEC mais elevados. Este grupo tinha significativamente mais doentes com obstrução grave e tinha significativamente mais prescrições de corticosteróides orais.

11. Entre os casos ABPA, apenas 35,7% revelaram evidência microscópica de hifas fúngicas, 71,4% foram positivos para cultura fúngica e todos apresentaram anticorpos anti-Aspergillus por ELISA.

12. A cultura de esputo de 71,4% dos doentes com ABPA mostrou crescimento de Aspergillus spp pelo menos em três amostras consecutivas. A fumigatus foi a espécie predominante isolada em 45,4% dos casos, seguida de A. Niger e A. flavus (18,2% cada).

13. Ao correlacionar a microscopia, a cultura e os métodos serológicos, verificou-se que os testes serológicos são úteis em casos de cultura negativa.

14. Conclui-se que a cultura, juntamente com a serologia, deve ser efectuada para diagnosticar a aspergilose em doentes com asma brônquica, uma vez que a realização de um único teste de diagnóstico, quer a cultura quer a serologia, é inadequada para o diagnóstico. Por conseguinte, uma combinação de cultura e serologia é ideal para confirmar o diagnóstico de aspergilose pulmonar.

15. O presente estudo foi efectuado para conhecer a prevalência de anticorpos anti-Aspergillus em doentes com asma brônquica, tendo em conta o facto de a ABPA ser uma entidade recentemente reconhecida e de não existirem instalações para investigações micológicas e imunológicas na maioria dos hospitais, é de prever que estudos posteriores revelem uma distribuição geográfica desta doença muito mais alargada do que a atualmente conhecida. Sugere-se que a ABPA pode não ser demasiado invulgar na Índia e merece uma maior atenção no diagnóstico diferencial das doenças torácicas.

1. Chander J. Tópicos gerais em micologia médica. In: Textbook of Medical Mycology, 2ª ed., Mehta Publishers. Mehta Publishers: New Delhi. 2002. p. 2- 6.

2. Soubani AO, Chandrashekhar PH. O espetro clínico da aspergilose pulmonar. Chest 2002; 121: 1988-99.

3. Henderson AH. Aspergilose alérgica: Revisão de 32 casos. Thorax 1968; 23: 501-12.

4. Shah A. Allergic bronchopulmonary aspergillosis -An emerging disease in India (Aspergilose broncopulmonar alérgica - uma doença emergente na Índia). Indian J Chest Dis Allied Sci 1994; 36: 169-72.

5. Basich JE, Graves TS, Baz MN, Scanlon G, Hoffmann RG, Patterson R et al. ABPA in corticosteroid dependent asthmatics. J Allergy Clin Immunology 1981; 68 (2): 98-102.

6. Rosenberg M, Patterson R, Mintzer R, Cooper BJ, Roberts M, Critérios de Harris para o diagnóstico de aspergilose broncopulmonar. Ann Intern Med 1977; 86: 405.

7. Greenberger PA, Patterson R. ABPA e a avaliação do doente com asma brônquica. J of Allergy Clinical Immunology 1988; 81(4): 646-50.

8. Kumar AA, Sahu RC, Subban Nayyar KK, Jyoti Lata, Rau PV, Sivananda PG. Prevalência de anticorpos contra aspergilli em asmáticos brônquicos. J Postgraduate Med 1989; 35(1): 20-3.

9. Khurkade AM, Deshmukh JM, Fule RP, Chande C, Akulwar S. Estudo micológico e serológico da aspergilose pulmonar na Índia Central. Ind J Med Microbial 2002; 20(3): 141-4.

10. Rippon JW. Aspergilose. In: Rippon JW, editor. Medical Mycology, 2ª ed. WB Saunders Co., Philadelphia, 1982, p. 565.

11. Kurup V, Kumar A. Immunodiagnosis of Aspergillosis (Imunodiagnóstico da Aspergilose). Clin Microbiol Review 1991; 4(4): 439-56.

12. Emmons CW, Binford CH, Utz JP, Kwon C. Medical Mycology. 3ª ed., Lea & Febiger, Londres, 1977. Lea & Febiger, Londres, 1977.

13.   Shah A, Panjabi C. Aspergilose broncopulmonar alérgica: Revisão de uma doença com uma distribuição mundial. J Asthma 2002; 39(4): 273-89.

14.   Winn WC, Koneman EW, Allen SD, Procop GW, Janda WM, Schreckenberger PC et al. Introdução à microbiologia: diretrizes para a recolha, transporte, processamento, análise e comunicação de culturas de fontes específicas de espécimes. In: Koneman's color atlas and textbook of diagnostic microbiology (Atlas colorido e livro-texto de microbiologia diagnóstica de Koneman). 6.ª ed. Lippincott Williams & Wilkins: Philadelphia. 2006. p. 67-111.

15.   Shah A. Allergic bronchopulmonary Aspergillosis. Indian J Chest Dis Dis Allied Sci 1998; 40: 41-54.

16.   Viswanath P, Kurup. Immunology of Allergic Bronchopulmonary aspergillosis (Imunologia da aspergilose broncopulmonar alérgica). India J Chest Dis Allied Sci 2000; 42: 225-37.

17.   Glimp RA, Bayer AS. Pneumonias fúngicas (Parte 3): Aspergilose broncopulmonar alérgica. Chest 1981; 80: 85-94.

18.   Aspergilose broncopulmonar alérgica e rtn de hipersensibilidade a fungos. In: Fishman AP, Elias JA, Fishman JA, Grippi MA, Kaiser LR, Senior RM, editores. Fishman's Pulmonary diseases and disorders. 3a ed., Nova Iorque, McG McGrid. Vol. 1, Nova Iorque, McGraw Hill, p. 777-82.

19.   Malo JL, Longbottom J, Mitchell R, Hawkins R, Pepys J. Estudos sobre a aspergilose broncopulmonar alérgica crónica. 3. Achados imunológicos. Thorax 1977; 32: 268-74.

20.   Greenberger P, Patterson R. Diagnosis and management of allergic bronchopulmonary aspergillosis (Diagnóstico e tratamento da aspergilose broncopulmonar alérgica). Annals of Allergy 1986; 56: 444-8.

21.   Brummund J, Rensick A, Fink JN e Kurup VP. Anticorpos específicos *contra Aspergillus* fumigatus na aspergilose broncopulmonar alérgica e no aspergiloma: Evidência de uma resposta de anticorpos policlonais. J Clin Microbial 1987; 25(1): 5-9.

22.   Richardson MD. *Aspergillus* & Penicillium species in Topley & Wilson's Microbiology and Microbial Infections. In: Collier L, Balows A, Sussman M, editores. 9ª ed., Arnold London 1998; 281-33. Arnold London 1998; 281-312.

23.   Hinson KFW, Moon AJ, Plummer NS. Bronchopulmonary aspergillosis. Uma revisão e relato de oito novos casos. Thorax 1952; 7:317-33.

24. Bardana EJ, Gerber JD, Craig S, Cianciulli FD. A resposta imunitária humoral geral e específica à aspergilose pulmonar. Am Rev Resp Dis 1975; 112: 799-805

25. Salvin R G. Aspergilose broncopulmonar alérgica. In: Middleton E, Reed CE, Ellis EF, editores. Allergy. Principles and practice, 2nd ed. The C.V. Mosby Co., St. Louis 1983, p 1067-83.

26. Cabaliero T, Ferrer A, Diaz-Pena JM, Garcia-Ara C, Pascual C, Martin-Esteban M. Childhood allergic bronchopulmonary aspergillosis. J Allergy Clin Immunol 1995; 95: 1044-7.

27. Chetty A, Bhargava S, Jain RK. Allergic bronchopulmonary aspergillosis in Indian children with bronchial asthma. Annals Allergy 1985; 54: 46-9.

28. Sandhu RS, Mishra SK, Randhawa HS e Parkash D. Allergic bronchopulmonary aspergillosis in India (Aspergilose broncopulmonar alérgica na Índia). Scand J Resp Dis 1972; 53: 289-301.

29. Khan ZU, Sandhu RS, Randhawa HS, Menon MPS, Dusaj IS. Aspergilose broncopulmonar alérgica: um estudo de 46 casos com referência especial a aspectos laboratoriais. Scand J Resp Dis 1976; 57: 73-87.

30. Subramanian S, Vishwanathan R. Allergic aspergillosis. Ind J Chest Dis e All Sci 1972; 14: 72-7.

31. Shivananda PG, Rao PV, Sarvamangala Devi JN; Survardala M, *Aspergillus* in bronchial asthma. Indian J Med Res 1983; 154-5.

32. Shah A, Bhagat R, Panchal N. Aspergilose broncopulmonar alérgica com baqueteamento e cavitação. Indian Pediatrics 1993; 30: 248-51.

33. Ali MM, Beg M, Siddiqui MA, Bhargava R. An experience with allergic bronchopulmonary aspergillosis in bronchial asthma at Aligarh. Lung India 1994; 12(3): 140-42.

34. Behera D, Guleria R, Jindal SK, Chakrabarti A, Panigrahi D. Aspergilose broncopulmonar alérgica: um estudo retrospetivo de 35 casos. Ind J Chest Dis Sci 1994; 36(4): 173-9.

35. Young RC, Bennett JE, Vogel CL, Carbone PP, DeVita VT. Aspergilose: o espetro da doença em 98 pacientes. Medicine 1970; 49 (2): 147-73.

36. Gupta IM, Viswanathan R. Aspergiloma secundário. J Indian Med Assoc 1963; 40: 514-5.

37. Sandhu DK, Sharma VN, Sandhu RS, Damodaran VN, Randhawa HS. Bronchopulmonary aspergilloma. Indian J chest Dis and All Sci 1966; 8: 198-204.

38. Rangaswami V, Srinivasan V, Janakvalli. Infeção *por Aspergillus* em cavidades tuberculosas. Indian J Chest Dis & All Sci 1972; 14: 55-60.

39. Srinivasan T, Viswanathan R, Rao SSK. Aspergilose pulmonar. J Indian Med Assoc 1974; 64: 386-7.

40. Sharma P, Agarwal AK, Shah A. Formação de um aspergiloma num doente com aspergilose broncopulmonar alérgica em tratamento com corticosteróides. Ind J Chest Dis and All Sci 1998; 40: 269-73.

41. Investigações recentes sobre ABPA e alergénios/antigénios *de Aspergillus* - P. Usha Sarma, Indian J Allergy Asthma Immunology 2002; 16 (1).

42. Banarjee B, Mukherjee M, Gangal SV, Sarma PU. Estudos sobre antigénios. Serodiagnóstico e imunoterapia nas Infecções *por Aspergillus* Dis 1990; 4; 183-91.

43. Kurup VP; Hari V; Guo J, Murali PS, Resniek A; Krishnan M, et al Os péptidos *de Aspergillus* fumigatus expressam de forma diferente as citocinas Th1 e Th2. Peptides 1996; 17; 183-90.

44. Sharma GL, Sarma PU. ELISA based diagnosis for Aspergillus Indian J Clin Biochemistry, 1997; 12: 107-10.

45. Bhatnagar PK, Banarjee B, Sarma PU Achados serológicos em doentes com ABPA durante a remissão. J Infect 1993; 27(1); 33-7.

46. Longbottom JL. Antigénios/alergénios de *Aspergillus* fumigatus. Identificação de componentes antigénicos que reagem com anticorpos IgG e IgE de doentes com aspergilose broncopulmonar alérgica. Clin Exp Immunol 1983; 53: 354-62.

47. Kurup VP, Ramasamy M., Greenberger PA & Fink JN. Isolamento e caraterização de um antigénio relevante *de Aspergillus* fumigatus com atividade de ligação a IgG e IgE. Int Arch All Appl Immunol 1988; 86: 176-182.

48. Leung PSC, Gershwin ME, Coppel R, Halpern G, Castles JJ, Novey H. Localização, peso molecular e subclasse de imunoglobulina nos alergénios *de Aspergillus fumigatus* na aspergilose broncopulmonar aguda. Int Arch Allergy Appl Immunol 1988; 85: 416-21.

49. Sarma PU. Antigénio *de A. fumigatus* e imunodiagnóstico de ABPA Immunol Allerg Clin N Am 1998; 18(3): 525-47.

50. Pepys J, Riddell RW, Citron KM, Clayton YM, Short El. Clinical & Immunologic significance of Aspergillosis fumigatus in sputum. Am Rev Resp Dis 1959; 80: 167-80.

51. McCarthy DS, Pepys J. Allergic Bronchopulmonary Aspergillosis Clinical Immunology (1) Clinical features. Clin Allergy 1971; 1; 261- 86.

52. Maurya V, Chander H, Gugnani P, Usha Sarma, T. Madan e Shah A. Sensitization to *Aspergillus* antigens and occurrence of Allergic Bronchopulmonary aspergillosis in patients with asthma, Chest 2005; 127; 1252-9.

53. Nichols D, Dopico GA, Braun S, Imbeau S, Peters ME, Rankin J. Alterações agudas e crónicas da função pulmonar na aspergilose broncopulmonar alérgica. Am J Med 1979; 67: 631-7.

54. McCarthy DS, Simon G, Hargreave FE. As aparências radiológicas na aspergilose broncopulmonar alérgica. Clin Radiol 1970; 21: 366-75.

55. Mintzer RA, Rogers LF, Kruglik GD. O espetro de achados radiológicos na ABPA. Radiologia 1978; 127: 301-7.

56. Phelan MS, Kerr IH. ABPA O aspeto radiológico durante o acompanhamento a longo prazo. Clin Radiol 1984; 35: 385-92.

57. Sepulveda R, Longbottom JL, Pepys J. Pepys J. Enzyme linked immunosorbent assay (ELISA) IgG and IgE antibodies to protein and polysaccharide antigens of *Aspergillus* fumigatus. Clin Allergy 1979; 9:359-71.

58. Kurup VP, Fink JN. Evaluation of methods to detect antibodies against *Aspergillus fumigatus*: Sociedade Americana de Patologistas Clínicos, 69(4): 414-417.

59. Arbesman CE, Wicher K, Wypych JI, Reisman RE, Dickie H, Reed CE. Anticorpos IgE em soros de pacientes com ABPA. Clinical Allergy 1974; 4: 349-58.

60. Jacoby B, Longbottom, Joan L, Pepys J. A absorção da proteína *Aspergillus fumigatus* pelo anticorpo IgG sérico de pacientes com aspergilose pulmonar. Clinical Allergy 1977; 7: 117.

61. Patterson R, Greenberger PA, Ricketti AJ, Roberts M. Um índice de radioimunoensaio para ABPA. Annals of Internal Medicine, 1983; 99: 18-22.

62. Greenberger PA, Patterson R. Aplicação do teste ELISA (enzyme-linked in)

de diagnóstico de aspergilose broncopulmonar por ensaio de imunoabsorção alérgica. J Lab Clin Med 1982; 99: 288-93.

63. Engvall E, Pertmann P. Enzyme linked immunosorbent assay. ELISA III: quantificação de anticorpos específicos por antiimunoglobulina marcada com enzima em tubos revestidos com antigénio. J Immunology 1972; 109: 31 :22

64. Patterson R, Fink JN, Pruzansky JJ. Serum immunoglobulin levels in pulmonary allergic aspergillosis and certain other lung diseases with special reference to Immunoglobulin E. Am J Med 1973; 54: 16-22.

65. Hoehne JH, Reed CE, Dickie HA. A aspergilose broncopulmonar alérgica não é rara. Chest 1973; 63: 177-81.

66. Wang JLF, Patterson R, Rosenberg M, Robert M, Cooper BJ. Atividade dos anticorpos séricos IgG e IgE contra Aspergillus fumigatus como auxiliar de diagnóstico na ABPA. Am Rev Resp Dis 1978; 117: 917-27.

67. Tang CM, Holden DW, Aufauvre Brown A, Cohen J. A deteção de espécies de *Aspergillus* pela reação em cadeia da polimerase e a sua avaliação no líquido de lavagem broncoalveolar. Am Rev Resp Dis 1993; 148: 1313-7.

68. Melchers WJG, Verweij PE, Hurk P, Belkum A, Paun BED, Meis JFG et al. PCR mediada por iniciadores gerais para a deteção de espécies de Aspergillus. J Clin Microbiol 1994; 1710-17.

69. Spreadbury C, Holden D, Aufaurvre, Brown A, Bainbridge B, Cohen J. Deteção de *Aspergillus* fumigatus por reação em cadeia da polimerase. J Clin Microbiol 1993; 31(3): 615-21.

70. Giardin H, Latge JP, Srikantha T, Morrow B, Soll DR. Development of DNA probes for fingerprinting *Aspergillus* fumigatus. J Clin Microbiol 1993; 31: 1547-54.

71. Stevens DA, Schwartz HJ, Lee JY. Um ensaio aleatório de intraconazol em ABPA. N Engl J Med 2000; 342: 756-62.

72. Diretrizes britânicas sobre a gestão da asma: A National Clinical Guidelines: Rede de Diretrizes Intercolegiais Escocesas da British Thoracic Society. Thorax 2003; 58 (Suppl): 14-8.

73. Chander J. Apêndice A: Meios de cultura de fungos. In: Textbook of Medical Mycology, 2ª ed., Mehta Publishers. Mehta Publishers: New Delhi. 2002. p. 376.

74. Collee JG, Marr W. Colheita de espécimes, recipientes e meios de cultura. In: Mackie and McCartney Practical Medical Microbiology. 14ª ed., Churchill Livingstone, Nova Iorque. 1996. p. 95-111.

75. Winn WC, Koneman EW, Allen SD, Procop GW, Janda WM, Schreckenberger PC et al. Mycology. In: Koneman's color atlas and textbook of diagnostic microbiology. 6ª ed., Lippincott Williams & Wilkins. Lippincott Williams & Wilkins: Philadelphia. 2006. p. 1174-6.

76. Bradford MM. Um método rápido e sensível para a quantificação de proteínas utilizando o princípio da ligação proteína - corante. Anal Biochem 1976; 72: 240-2.

77. Shahid M, Malik A, Bhargava A. Prevalência de aspergilose em doenças pulmonares brônquicas. Indian J Med Microbial 2001; 19: 201-5.

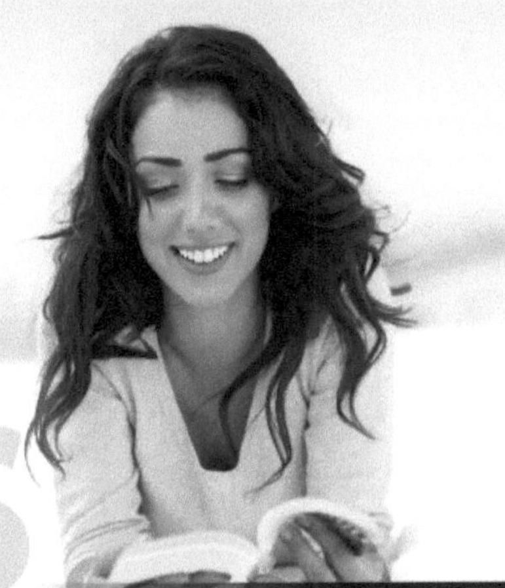

yes

Buy your books fast and straightforward online - at one of world's fastest growing online book stores! Environmentally sound due to Print-on-Demand technologies.

Buy your books online at
www.morebooks.shop

Compre os seus livros mais rápido e diretamente na internet, em uma das livrarias on-line com o maior crescimento no mundo! Produção que protege o meio ambiente através das tecnologias de impressão sob demanda.

Compre os seus livros on-line em
www.morebooks.shop

info@omniscriptum.com
www.omniscriptum.com

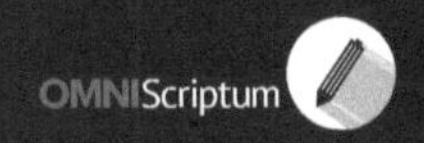

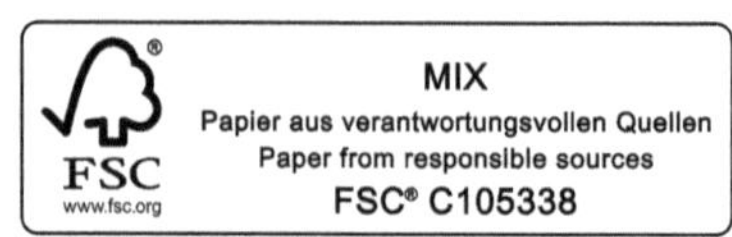

Printed by Books on Demand GmbH, Norderstedt / Germany